实用护理学基础与临床护理实践

孟凡会 乐晏 李学美 任瑞香 杜堂彩 贾桂花 主编

吉林科学技术出版社

图书在版编目（CIP）数据

实用护理学基础与临床护理实践 / 孟凡会等主编.
长春 : 吉林科学技术出版社，2024. 6. —— ISBN 978-7
-5744-1629-1

Ⅰ. R47

中国国家版本馆 CIP 数据核字第 2024KD9757 号

实用护理学基础与临床护理实践

主　　编	孟凡会　等
出 版 人	宛　霞
责任编辑	史明忠
封面设计	李　丹
制　　版	李　丹
幅面尺寸	185mm × 260mm
开　　本	16
字　　数	150 千字
印　　张	9.5
印　　数	1~1500 册
版　　次	2024年6月第1版
印　　次	2024年12月第1次印刷

出　　版	吉林科学技术出版社
发　　行	吉林科学技术出版社
地　　址	长春市福祉大路5788 号出版大厦A 座
邮　　编	130118
发行部电话/传真	0431-81629529 81629530 81629531
	81629532 81629533 81629534
储运部电话	0431-86059116
编辑部电话	0431-81629510
印　　刷	三河市嵩川印刷有限公司

书　　号	ISBN 978-7-5744-1629-1
定　　价	60.00元

实用护理学基础与临床护理实践

编委会

主　编

孟凡会　山东省聊城市人民医院

乐　晏　乐安县疾病预防控制中心

李学美　山东省济南市章丘区人民医院

任瑞香　巨野县中医医院

杜堂彩　济南市妇幼保健院

贾桂花　济南市中心医院

副主编

吴登助　浙江省中西医结合医院

刘　敏　江南大学附属医院

费严焰　云南省肿瘤医院

胡旭静　四川大学华西第四医院

郑先兰　铜梁区人民医院

罗　燕　自贡市第一人民医院

曾　洁　内江市第二人民医院

徐春艳　乌兰浩特市人民医院

殷友勤　泸州市人民医院

杨孝赟　自贡市中医医院

孙安玲　招远市心理康复医院

王　君　菏泽市立医院

丰谢华　南京医科大学附属江宁医院

刘　佳　淄博市中医医院（淄博市骨科医院，淄博市康
　　　　复医院）

前　言

护理学作为一门综合性极强的医学学科，不仅要求护理人员具备扎实的理论基础，更需具备丰富的临床实践经验。本书正是基于这一理念，旨在为广大护理工作者提供一本既系统全面又贴近临床的参考书籍。在编写过程中，剖析了护理学的基本原理与技能，同时紧密结合了临床护理的实际情况。通过深入浅出的方式，本书从内科常见疾病护理、外科常见疾病护理、常见急危重症护理、手术室护理、康复护理等方面进行论述，使读者能够全面了解和掌握护理学的基础理论。

目录

第一章 内科常见疾病护理

第一节 急性上呼吸道感染

急性上呼吸道感染是鼻腔、咽或喉部急性炎症的总称。冬春季节多发。

一、常见病因与发病机制

1.常见病因

急性上呼吸道感染有 70%～80%由病毒引起，常见有流感病毒（甲、乙、丙型）、副流感病毒、鼻病毒、冠状病毒、腺病毒，以及呼吸道合胞病毒、艾柯病毒和柯萨奇病毒等。另有 20%～30%的上呼吸道感染由细菌引起，可单纯发生或继发于病毒感染之后，以口腔定植菌溶血性链球菌为多见，其次为流感嗜血杆菌、肺炎链球菌和葡萄球菌等，偶见革兰阴性杆菌。

2.发病机制

当机体或呼吸道局部防御功能降低时，原先存在于上呼吸道或外界侵入的病毒和细菌迅速繁殖，引起本病。

二、临床表现

1.普通感冒

为病毒感染引起。起病较急，以鼻部卡他症状为主。初期出现打喷嚏、鼻塞、流清水样鼻涕，也可表现为咳嗽、咽干、咽痒或烧灼感，甚至鼻后滴漏感。2～3d 鼻涕变稠，可伴咽痛、头痛、流泪、味觉迟钝、呼吸不畅、声嘶等症状，有时由于咽鼓管炎致听力减退。严重者有发热、轻度畏寒和头痛等症状。

2.急性病毒性咽炎和喉炎

急性咽炎由鼻病毒、腺病毒、流感病毒、副流感病毒以及肠病毒、呼吸道合胞病毒等引起，多发于冬春季节，临床表现为咽痒和灼热感，咽痛不明显，咳嗽少见。急性喉炎多为流感病毒、副流感病毒及腺病毒等引起，临床表现为明显声嘶、讲话困难，可有发热、咽痛或咳嗽，咳嗽时咽喉疼痛加重。

3.疱疹性咽峡炎

多由柯萨奇病毒 A 引起，好发于夏季。多见于儿童，偶见于成年人。表现为明显咽痛、发热，病程约为 1 周。

4.咽结膜热

主要由腺病毒、柯萨奇病毒等引起。多发于夏季，由游泳传播，儿童多见。病程 4～6天，表现为发热、咽痛、畏光、流泪、咽及结膜明显充血。

5.细菌性咽扁桃体炎

病原体多为溶血性链球菌，其次为流感嗜血杆菌、肺炎链球菌、葡萄球菌等。起病急，咽痛明显，伴发热、畏寒，体温可达 39℃以上。可发现咽部明显充血，扁桃体肿大、充血，表面有黄色脓性分泌物。有时伴有颌下淋巴结肿大、压痛，而肺部查体无异常体征。

三、并发症

可并发急性鼻窦炎、中耳炎、气管及支气管炎。部分患者可继发心肌炎、肾炎、风湿性疾病等。

四、辅助检查

1.血液检查

因多为病毒性感染，白细胞计数常正常或偏低，伴淋巴细胞比例升高。细菌感染者可有白细胞计数与中性粒细胞增多和核左移现象。

2.病原学检查

因病毒类型繁多，且明确类型对治疗无明显帮助，一般无须明确病原学检查。需要时可用免疫荧光法、酶联免疫吸附法、血清学诊断或病毒分离鉴定等方法确定病毒的类型。细菌培养可判断细菌类型并做药物敏感试验以指导临床用药。

五、治疗

1.对症治疗

头痛发热者给予解热、镇痛药，频繁打喷嚏者给予抗过敏药物等。

2.药物治疗

由于常并发细菌感染，临床可根据病原菌和药敏试验选用抗菌药物。常用青霉素、头孢菌素、氨基糖苷类抗生素，肌内注射或静脉给药，也可口服大环内酯类或氟喹诺酮类及磺胺类抗菌药物。

六、护理

1.评估

（1）病史：评估患者的年龄、发病时间、诱因，主要症状的发生频率、性质、严重程度、持续时间、加剧或缓解因素，以及伴随症状和并发症等。最近有无淋雨、受凉、过度劳累等。

（2）身体状况：有无声嘶、咳痰，鼻咽部不适，头痛，听力减退，鼻、咽部黏膜充血，扁桃体肿大，发热、全身乏力等症状。

（3）实验室检查：血常规化验，观察白细胞计数及淋巴细胞比例变化。病毒分离、病毒抗原的血清学检查等。

2.护理要点及措施

（1）环境及休息：保持室内一定的温度、湿度和空气流通，使病室内安静、舒适。注意休息和个人卫生。

（2）饮食：给予清淡、高热量、丰富维生素、易消化食物，鼓励患者每天有足够的饮水量，避免进食刺激性食物，忌烟酒。

（3）口腔护理：进食后漱口或给予口腔护理，防止口腔感染。

（4）防止交叉感染：注意隔离患者，减少探视时间和次数，避免交叉感染。患者咳嗽或打喷嚏时应避免对着他人。患者使用的餐具、痰盂等用具应每天进行消毒，或使用一次性器具，回收焚烧后弃去。

（5）用药护理：遵医嘱对发热、头痛者，选用解热镇痛药，如复方阿司匹林、对乙酰氨基酚；鼻塞、咽痛者，口服银翘片等；鼻塞严重时可用1%麻黄碱滴鼻液滴鼻。注意观察药物的不良反应，如在应用青霉素时，密切注意有无过敏反应。

3.健康教育

（1）指导患者和家属了解引起疾病的诱发因素，避免受凉、过度疲劳，注意保暖；保持室内空气清新、阳光充足；少去人群密集的公共场所。

（2）药物治疗后症状不缓解，或出现耳鸣、耳痛、外耳道流脓等中耳炎症状，或恢复期出现胸闷、心悸、眼睑水肿、腰酸或关节痛者，应及时就诊。

（3）注意劳逸结合，加强体育锻炼，提高机体免疫力，增强抗寒能力；戒烟酒；防止交叉感染。必要时给予相关的疫苗预防。

第二节　支气管哮喘

支气管哮喘是由多种细胞（如嗜酸性粒细胞、肥大细胞、T淋巴细胞、中性粒细胞、气道上皮细胞等）和细胞组分参与的气道慢性炎性疾病。这种慢性炎症与气道高反应性相关，通常出现广泛多变的可逆性气流受限，并引起反复发作性的喘息、气急、胸闷和（或）咳嗽等症状，常在夜间和（或）清晨发作、加剧，多数患者可自行缓解或经治疗缓解。

一、病因与发病机制

1.病因

哮喘的病因还不十分清楚，患者个体过敏体质及外界环境的影响是发病的危险因素。环境因素中主要包括某些激发因素，如尘螨、花粉、真菌、动物毛屑、二氧化硫、氨气等各种特异和非特异性吸入物；感染，如细菌、病毒、原虫、寄生虫等；食物，如鱼、虾、蟹、蛋类、牛奶等；药物，如普萘洛尔（心得安）、阿司匹林等；气候变化、运动、妊娠等都可能是哮喘的激发因素。

2.发病机制

哮喘的发病机制不完全清楚，可概括为免疫炎症反应、神经机制和气道高反应性及其相互作用。

二、临床表现

1.症状

症状为发作性伴有哮鸣音的呼气性呼吸困难或发作性胸闷和咳嗽。严重者被迫采取坐位或呈端坐呼吸，干咳或咳大量白色泡沫痰，甚至出现发绀等，有时咳嗽可为唯一的症状（咳嗽变异型哮喘）。哮喘症状可在数分钟内发作，经数小时至数天，用支气管舒张药或自行缓解。某些患者在缓解数小时后可再次发作，夜间及凌晨发作和加重常是哮喘的特征之一。

2.体征

发作时胸部呈过度充气状态，有广泛的哮鸣音，呼气音延长。但在轻度哮喘或非常严重哮喘发作时，哮鸣音可不出现。心率增快、奇脉、胸腹反常运动和发绀常出现在严重哮喘患者中。非发作期体检可无异常。

三、辅助检查

1.痰液检查

涂片在显微镜下可见较多嗜酸性粒细胞。

2.呼吸功能检查

（1）通气功能检测：在哮喘发作时呈阻塞性通气功能改变，呼气流速指标均显著下降，第1秒用力呼气容积（FEV1）、1秒率[第1秒用力呼气容积占用力肺活量比值（FEV1/FVC%）]以及最大呼气流量（MEF）均减少。肺容量指标可见用力肺活量减少、残气量增加、功能残气量和肺总量增加，残气量占肺总量百分比增高。缓解期上述通气功能指标可逐渐恢复。病变迁延、反复发作者，其通气功能可逐渐下降。

（2）支气管激发试验（BPT）用以测定气道反应性。吸入激发剂后其通气功能下降、气道阻力增加。运动亦可诱发气道痉挛，使通气功能下降。一般适用于通气功能在正常预计值70%以上的患者。如FEV1下降≥20%，可诊断为激发试验阳性。

（3）支气管舒张试验（BDT）用以测定气道可逆性。有效的支气管舒张药可使发作时的气道痉挛得到改善，肺功能指标好转。常用吸入型的支气管舒张药如沙丁胺醇、特布他林及异丙托溴铵等。舒张试验阳性诊断标准：①FEV1较用药前增加12%或以上，且其绝对值增加200mL或以上；②PEF较治疗前增加每分钟60L或增加≥20%。

（4）呼气流量峰值（PEF）及其变异率测定：PEF可反映气道通气功能的变化。哮喘发作时PEF下降。此外，由于哮喘有通气功能时间节律变化的特点，常于夜间或凌晨发作或加重，使其通气功能下降。若24h内PEF或昼夜PEF波动率≥20%，也符合气道可逆性改变的特点。

3.动脉血气分析

哮喘发作时由于气道阻塞且通气分布不均，通气/血流比值失衡，可致肺泡气-动脉血氧分压差增大；严重发作时可有缺氧，PaO_2降低，由于过度通气可使$PaCO_2$下降，pH上升，表现为呼吸性碱中毒。若重症哮喘，病情进一步发展，气道阻塞严重，可有缺氧及二氧化碳潴留，$PaCO_2$上升，表现为呼吸性酸中毒。若缺氧明显，可合并代谢性酸中毒。

4.胸部X线检查

早期在哮喘发作时可见两肺透亮度增加，呈过度通气状态；在缓解期多无明显异常。如并发呼吸道感染，可见肺纹理增加及炎性浸润阴影。同时要注意肺不张、气胸或纵隔气肿等并发症的存在。

5.特异性变应原的检测

哮喘患者大多数伴有过敏体质，对众多的变应原和刺激物敏感。测定变应性指标结合病史有助于对患者的病因诊断和脱离致敏因素的接触。

四、治疗

目前尚无特效的治疗方法，但长期规范化治疗可使哮喘症状得到控制，减少复发乃至不发作。

1.药物治疗

（1）缓解哮喘发作：此类药物主要作用为舒张支气管，故也称支气管舒张药。

1）β_2肾上腺素受体激动药（简称β_2受体激动药）：β_2受体激动药是控制哮喘急性发作的首选药物。常用的短效β_2受体激动药有沙丁胺醇、特布他林和非诺特罗，作用时间为4～6h。长效β_2受体激动药有福莫特罗、沙美特罗及丙卡特罗，作用时间为10～12h。

2）抗胆碱药：吸入抗胆碱药如异丙托溴铵，为胆碱能受体（M受体）拮抗药，可以阻断节后迷走神经通路，降低迷走神经兴奋性而起舒张支气管作用，并有减少痰液分泌的作用。与β_2受体激动药联合吸入有协同作用，尤其适用于夜间哮喘及多痰的患者。

3）茶碱类：此类药物是目前治疗哮喘的有效药物。茶碱与糖皮质激素合用具有协同作用。口服给药包括氨茶碱和控（缓）释茶碱，后者因其昼夜血药浓度平稳，不良反应较少，且可维持较好的治疗浓度，平喘作用可维持12～24h，可用于控制夜间哮喘。最好在用药中监测血浆氨茶碱浓度，其安全有效浓度为6～15μg/mL。

（2）控制或预防哮喘发作：此类药物主要治疗哮喘的气道炎症，又称消炎药。由于哮喘的病理基础是慢性非特异性炎症，糖皮质激素是当前控制哮喘发作最有效的药物。可分为吸入、口服和静脉用药。

1）吸入治疗：吸入治疗是目前推荐长期消炎治疗哮喘的最常用方法。常用吸入药物有倍氯米松、布地奈德、氟替卡松、莫米松等，后两者生物活性更强，作用更持久。吸入治疗药物全身性不良反应少，少数患者可引起口咽念珠菌感染、声音嘶哑或呼吸道不适，吸药后用清水漱口可减轻局部反应和胃肠吸收。

2）口服剂：有泼尼松（强的松）、泼尼松龙（强的松龙）。

3）静脉用药：重度或严重哮喘发作时应及早应用琥珀酸氢化可的松，注射后4～6h起作用，常用量为每日100～400mg，或甲泼尼龙（甲基强的松龙，每日80～160mg）起效时间更短（2～4h）。地塞米松因在体内半衰期较长、不良反应较多，宜慎用，一般为每日 10～30mg。

4）LT 调节剂：通过调节 LT 的生物活性而发挥消炎作用，同时具有舒张支气管平滑肌的作用，可以作为轻度哮喘的一种控制药物的选择。常用半胱氨酰 LT 受体拮抗药，如孟鲁司特 10mg。

2.免疫疗法

分为特异性和非特异性两种。采用特异性变应原（如螨、花粉、猫毛等）做定期反复皮下注射，剂量由少至多，以产生免疫耐受性，使患者脱（减）敏。除常规的脱敏疗法外，季节前免疫法对于一些季节性发作的哮喘患者（多为花粉致敏），可在发病季节前 3～4 个月开始治疗。非特异性疗法，如注射卡介苗、转移因子、疫苗等生物制品抑制变应原反应的过程，有一定的辅助疗效。

五、护理

1.评估

（1）病史。

1）患病及治疗经过：询问患者发病时的症状，如喘息、呼吸困难、胸闷或咳嗽的程度、持续时间、诱发和缓解因素。了解既往和目前的检查结果、治疗经过和患者的病情程度。了解患者对所用药物的名称、剂量、用法、疗效、不良反应等知识的掌握情况，尤其是患者能否掌握药物吸入技术，是否进行长期规律的治疗，是否熟悉哮喘急性发作先兆和正确处理方法，急性发作时有无按医嘱治疗等。评估疾病对患者日常生活和工作的影响程度。

2）评估与哮喘有关的病因和诱因：①有无接触变应原，室内是否密封窗户，是否使用毛毯、尼龙饰品，或使用空调等造成室内空气流通减少；室内有无尘螨滋生、动物的皮毛和排泄物、花粉等。②有无主动或被动吸烟，吸入污染空气如臭氧、杀虫剂、油漆和工业废气等。③有无进食虾蟹、鱼、牛奶、蛋类等食物。④有无服用普萘洛尔、阿司匹林等药物史。⑤有无受凉、气候变化、剧烈运动、妊娠等诱发因素。⑥有无易激动、紧张、烦躁不安、焦虑等精神因素。⑦有无哮喘家族史。

3）心理-社会状况：哮喘是一种气道慢性炎症性疾病，患者对环境多种激发因子易过敏，发作性症状反复出现，严重时可影响睡眠、体力活动。应注意评估患者有无烦躁、焦虑、恐惧等心理反应。由于哮喘需要长期甚至终身防治，可加重患者及家属的精神、经济负担。注意评估患者有无忧郁、悲观情绪，以及是否对疾病失去信心等。评估家属对疾病知识的了解程度、对患者关心程度、经济情况和社区医疗服务状况等。

（2）身体评估。

1）一般状态。评估患者的生命体征和精神状态：有无失眠，有无嗜睡、意识模糊等意识状态改变，有无痛苦面容。观察呼吸频率和脉率的情况，有无奇脉。

2）皮肤和黏膜。观察口唇、面颊、耳郭等皮肤有无发绀，唇舌是否干燥，皮肤弹性是否降低。

3）胸部体征。胸部有无过度膨胀，观察有无辅助呼吸肌参与呼吸和三凹征出现。听诊肺部有无哮鸣音、呼吸音延长，有无胸腹反常运动。但应注意轻度哮喘或非常严重哮喘发作时，可不出现哮鸣音。

（3）实验室及其他检查。

1）血常规：有无嗜酸性粒细胞增多、中性粒细胞增多。

2）动脉血气分析：有无 PaO_2 降低，$PaCO_2$ 是否增高，有无呼吸性酸中毒、代谢性碱中毒。

3）特异性变异原的检测：特异性 IgE 有无增高。

4）痰液检查：涂片有无嗜酸性粒细胞，痰培养有无致病菌。

5）肺功能检查：有无 FEV1、FEV1/FVC%、VC 等下降，有无残气量、功能残气量、肺总量增加，有无残气量/肺总量比值增高。

6）X 线检查：有无肺透亮度增加。若出现肺纹理增多和炎性浸润阴影，提示并发现感染。注意观察有无气胸、纵隔气肿、肺不张等并发症的征象。

2.护理要点及措施

（1）病情观察：观察患者意识状态，呼吸频率、节律、深度及辅助呼吸肌是否参与呼吸运动等，监测呼吸音、哮鸣音变化，监测动脉血气分析和肺功能情况，了解病情和治疗效果。哮喘严重发作时，如经治疗病情无缓解，做好机械通气准备工作。加强对急性期患者的监护，尤其是夜间和凌晨哮喘易发作，严密观察有无病情变化。

（2）环境与体位：有明确过敏原者，应尽快脱离。提供安静、舒适、温湿度适宜的环境，保持室内清洁、空气流通。根据病情提供舒适体位，如为端坐呼吸者提供床旁桌支撑，以减少体力消耗。病室不宜摆放花草，避免使用皮毛、羽绒或蚕丝织物。

（3）氧疗护理：重症哮喘患者常伴有不同程度的低氧血症，应遵医嘱给予鼻导管或面罩吸氧，吸氧流量为每分钟 1～3L，吸入浓度一般不超过 40%。为避免气道干燥和寒冷气流的刺激而导致气道痉挛，吸入的氧气应尽量温暖湿润。在给氧过程中，检测动脉血气分析。如哮喘严重发作，经一般药物治疗无效，或患者出现神志改变，$PaO_2 < 60mmHg$，$PaCO_2 > 50mmHg$ 时，应准备进行机械通气。

（4）饮食护理：约 20% 的成年患者和 50% 的患儿可因不适当饮食而诱发或加重哮喘，应提供清淡、易消化、足够热量的饮食，避免进食硬、冷、油煎食物，若能找出与哮喘发作有关的食物，如鱼、虾、蟹、蛋类、牛奶等，应避免食用。某些食物添加剂如酒石黄、亚硝酸盐（制作糖果、糕点中用于漂白或防腐）也可诱发哮喘发作，应当引起注意。戒酒、戒烟。哮喘急性发作时，患者呼吸增快、出汗，常伴脱水、痰液黏稠，形成痰栓阻塞小支气管加重呼吸困难。应鼓励患者每天饮水 2500～3000mL，以补充丢失的水分，稀释痰液。重症者应建立静脉通道，遵医嘱及时、充分补液，纠正水、电解质和酸碱平衡紊乱。

（5）口腔与皮肤护理：哮喘发作时，患者常会大量出汗，应每天以温水擦浴，勤换衣服和床单，保持皮肤清洁、干燥和舒适，协助并鼓励患者咳嗽后用温水漱口，保持口腔清洁。

（6）用药护理：观察药物疗效和不良反应。

1）β_2 受体激动药：指导患者按医嘱用药，不宜长期、规律、单一、大量使用。因为长期应用可引起 β_2 受体功能下降和气道反应性增高，出现耐药性。指导患者正确使用雾化吸入器，以保证药物的疗效。静脉滴注沙丁胺醇时应注意控制滴速（每分钟 2～4μg）。用药过程观察有无心悸、骨骼肌震颤、低血钾等不良反应。

2）糖皮质激素：吸入药物治疗，全身性不良反应少，少数患者可出现口腔念珠菌感染、声音嘶哑或呼吸道不适，指导患者喷药后必须立即用清水充分漱口以减轻局部反应和胃肠道吸收。口服用药宜饭后服用，以减少对胃肠道黏膜的刺激。气雾吸入糖皮质激素可减少其口服量，当用吸入剂时，通常需同时使用 2 周后再逐步减少口服量，指导患者不得自行减量或停药。

3）茶碱类：静脉注射时浓度不宜过高、速度不宜过快，注射时间宜在 10min 以上，以防中毒症状发生；其不良反应有恶心、呕吐等胃肠道症状，心律失常，血压降低和兴奋呼吸中枢作用，严重者可致抽搐甚至死亡；用药时监测血药浓度可减少不良反应发生，其安全血药浓度为 $6\sim15\mu g/mL$；发热，妊娠，小儿或老年有心、肝、肾功能障碍及甲状腺功能亢进症者不良反应增加。合用西咪替丁（甲氰咪胍）、喹诺酮类、大环内酯类药物等可影响茶碱代谢而使其排泄减慢，应加强观察。茶碱缓（控）释片有控释材料，不能嚼服，必须整片吞服。

4）其他：色甘酸钠及尼多酸钠，少数患者吸入后可有咽喉不适、胸闷，偶见皮疹，孕妇慎用。抗胆碱药吸入后，少数患者可有口苦或口干感。酮替芬有镇静、头晕、口干、嗜睡等不良反应，对高空作业人员、驾驶员、操控精密仪器者应予以强调。

（7）促进排痰：痰液黏稠者可定时给予蒸汽或氧气雾化吸入。指导患者进行有效咳嗽、协助叩背有利于痰液排出，无效者可用负压吸引器吸痰。

（8）心理护理：缓解紧张情绪，哮喘新近发生和重症发作的患者，通常感到情绪紧张，甚至惊恐不安，应多巡视患者，耐心解释病情和治疗措施，给予心理疏导和安慰，消除过度的紧张状态，对减轻哮喘发作的症状和控制病情有重要意义。

3.健康教育

（1）疾病知识指导：指导患者增加对哮喘的激发因素、发病机制、控制目的和效果的认识，以提高患者在治疗中的依从性。通过教育使患者懂得哮喘虽不能彻底治愈，但只要坚持充分的正规治疗，完全可以有效控制哮喘的发作，即患者可达到没有或仅有轻度症状，能坚持日常工作和学习。

（2）避免诱发因素：针对个体情况，指导患者有效控制可诱发哮喘发作的各种因素，如避免摄入引起过敏的食物；避免强烈的精神刺激和剧烈运动；避免持续的喊叫等过度换气动作；不养宠物；避免接触刺激性气体及预防呼吸道感染；戴围巾或口罩避免冷空气刺激；缓解期应加强体育锻炼、耐寒锻炼及耐力训练，以增强体质。

（3）自我检测病情：指导患者识别哮喘发作的先兆表现和病情加重的征象，学会哮喘发作时进行简单的紧急自我处理方法。学会利用峰流速仪来检测最大呼气峰流速（PEFR），做好哮喘日记，为疾病预防和治疗提供参考资料。峰流速仪的使用方法：取站立位，尽可能深吸一口气，然后用唇齿部分包住口含器后，以最快的速度，用1次最有力的呼气吹动游标滑动，游标最终停止的刻度，就是此次峰流速值。峰流速测定是发现早期哮喘发作最简便易行的方法，在没有出现症状之前，PEFR下降，提示早期哮喘的发生。临床试验观察证实，每天测量的PEFR与标准的PEFR进行比较，不仅能发现早期哮喘的发作，还能判断哮喘控制的程度和选择治疗措施。如果PEFR经常、有规律地保持在80%～100%，为安全区，说明哮喘控制理想；如果PEFR为50%～80%，为警告区，说明哮喘加重，需要及时调整治疗方案；如果PEFR<50%，为危险区，说明哮喘严重，需要立即到医院就诊。

（4）用药指导：哮喘患者应了解自己所用各种药物的名称、用法、用量及注意事项，了解药物的主要不良反应及如何采取相应的措施来避免。指导患者或家属掌握正确的药物吸入技术，遵医嘱使用β_2受体激动药和（或）糖皮质激素吸入剂。与患者共同制订长期管理、防止复发的计划。

（5）心理-社会指导：精神-心理因素在哮喘的发生发展过程中起重要作用，培养良好的情绪和战胜疾病的信心是哮喘治疗和护理的重要内容。哮喘患者的心理反应可有抑郁、焦虑、恐惧、性格改变等，应给予心理疏导，使患者保持规律的生活和乐观情绪，积极参加体育锻炼，最大限度地保持劳动能力，可有效减轻患者的不良心理反应。此外，患者常有社会适应能力下降（如信心及适应能力下降、交际减少等）的表现，应指导患者充分利用社会支持系统，动员与患者关系密切的家人和朋友参与对哮喘患者的管理，为其身心健康提供各方面的支持。

第三节　肝硬化

肝硬化是一种以肝组织弥漫性纤维化、假小叶和再生结节形成为特征的慢性肝病。临床上常以肝功能损害和肝门静脉高压为主要表现，晚期常出现消化道出血、肝性脑病等严重并发症。本病是我国常见疾病和主要死亡病因之一。发病高峰年龄在35～48岁，男女比例为（3.6～8）∶1。

一、病因与发病机制

肝硬化由多种病因引起，我国以病毒性肝炎为主要原因，国外以酒精中毒多见。

1.病毒性肝炎

通常由慢性病毒性肝炎逐渐发展而来，主要见于乙型、丙型和丁型肝炎病毒重叠感染。而甲型、戊型病毒性肝炎不演变为肝硬化。

2.酒精中毒

长期大量酗酒，乙醇、乙醛（乙醇中间代谢产物）的毒性作用引起酒精性肝炎，可逐渐发展为酒精性肝硬化。

3.血吸虫病

长期或反复感染血吸虫，虫卵沉积在汇管区，引起纤维组织增生，导致肝纤维化和肝门静脉高压症。

4.胆汁淤积

肝外胆管阻塞或肝内胆汁淤积持续存在时，可引起原发性或继发性胆汁性肝硬化。

5.循环障碍

慢性充血性心力衰竭、缩窄性心包炎等可致肝长期淤血，肝细胞缺氧、坏死和纤维组织增生，逐渐发展为肝硬化。

6.其他

患慢性炎症性肠病、长期营养不良可引起肝细胞脂肪变性和坏死；某些代谢障碍疾病可引起代谢产物沉积在肝脏，也损害肝细胞，久之可发展为肝硬化。长期反复接触化学毒物如四氯化碳、磷、砷等，可引起中毒性肝炎，最终演变为肝硬化。

二、临床表现

本病一般起病隐匿，病程发展缓慢，潜伏期可达3～5年甚至更长。临床上将肝硬化分为肝功能代偿期和失代偿期，但两期界限常不清。

1.代偿期

症状轻且无特异性，常以疲乏无力、食欲减退为主要表现，可伴腹胀、恶心、轻微腹泻等。多因劳累或发生其他疾病时症状明显，休息或治疗后可缓解。轻度肝大，质地变硬，轻度脾大。

2.失代偿期

主要表现为肝功能减退和肝门静脉高压症。

（1）肝功能减退的表现。

1）全身症状：营养状况较差，消瘦乏力，可有低热，皮肤干枯，面色灰黯无光泽（肝病面容）。

2）消化道症状：食欲明显减退，可有厌食，进食后常感上腹饱胀不适、恶心、呕吐；稍进油腻肉食易引起腹泻。

3）出血倾向和贫血：有皮肤紫癜、鼻出血、牙龈出血或胃肠道出血等倾向，这与肝合成凝血因子减少、脾功能亢进和毛细血管脆性增加等有关。患者常有贫血，与营养不良、肠道吸收障碍、脾功能亢进以及胃肠道失血等因素有关。

4）内分泌紊乱：由于肝功能减退，肝对雌激素灭活能力减退，雌激素在体内蓄积，抑制垂体的分泌功能，使雄激素分泌减少。雌激素增多、雄激素减少时，男性患者可有性欲减退、睾丸萎缩、乳房发育等；女性患者有月经失调、闭经等。患者面颈、上胸、上肢部位可见蜘蛛痣；在手掌大小鱼际及指端腹侧有红斑，称为肝掌，这些均与雌激素增多有关。

由于肝功能减退，醛固酮和抗利尿激素灭活作用减弱，可致继发性醛固酮和抗利尿激素增多，使水钠潴留，对腹水形成起重要促进作用。

（2）肝门静脉高压症的表现：脾大、侧支循环的建立和开放、腹水是肝门静脉高压的三大表现，其中侧支循环开放对诊断肝门静脉高压有重要意义。

1）脾大。多为轻、中度肿大，由于脾淤血所致。晚期脾大常伴白细胞、血小板和红细胞计数减少，称为脾功能亢进。

2）侧支循环的建立和开放。临床上有3支重要的侧支开放：①食管和胃底静脉曲张，是由于肝门静脉系的胃冠状静脉和腔静脉系的食管静脉等开放沟通。肝门静脉压力明显增高，粗糙坚硬食品的机械损伤或剧烈咳嗽、呕吐致腹内压突然增高，可引起静脉曲张破裂导致出血。②腹壁和脐周静脉曲张，是由于肝门静脉高压时脐静脉重新开放，表现为脐周与腹壁纡曲的静脉。③痔静脉扩张，是肝门静脉系的直肠上静脉与下腔静脉的直肠中、下静脉沟通，可扩张形成痔核，破裂时引起便血。

3）腹水。腹水是肝硬化最突出的临床表现。患者常有明显腹胀感，大量腹水时可出现呼吸困难、脐疝及双下肢水肿，腹部膨隆呈蛙腹状，腹壁皮肤绷紧发亮，叩诊有移动性浊音，部分患者还可出现胸腔积液。

（3）肝触诊：早期肝表面尚光滑，质地变硬；晚期可触及结节或颗粒状，一般无压痛，伴有肝细胞坏死或炎症时可有轻压痛。

3.并发症

包括上消化道出血，肝性脑病，感染，功能性肾衰竭，原发性肝癌以及水、电解质、酸、碱平衡紊乱及肝肺综合征。

三、实验室检查

1.血常规

代偿期多正常，失代偿期可有贫血，脾功能亢进时白细胞计数和血小板计数减少。

2.尿常规

黄疸时尿胆红素阳性，有时可有管型尿、血尿，尿蛋白阳性。

3.肝功能检查

代偿期各项指标可正常或轻度异常。失代偿期丙氨酸氨基转移酶（ALT）增高、清蛋白降低、球蛋白增高，凝血酶原时间延长。重症者血胆红素可增高。

4.免疫学检查

免疫球蛋白IgG增高最为显著，50%以上的患者T淋巴细胞低于正常范围，部分患者体内出现自身抗体如抗核抗体。

5.腹水检查

呈漏出液，若合并原发性腹膜炎时，可呈渗出液。

6.其他检查

食管吞钡X线检查可见食管或胃底静脉曲张。肝穿刺活组织检查可确诊为肝硬化，腹腔镜检查可见肝表面呈结节状改变，取活体组织可协助确诊。内镜检查可见静脉曲张部位及其程度，并可进行止血和预防止血治疗。超声波检查可示肝脾大小及外形、肝门静脉有无高压等。

四、治疗

本病关键在于早期诊断，针对病因和症状进行治疗，以缓解和延长代偿期，对失代偿期患者主要是对症治疗、改善肝功能及并发症治疗。

1.支持治疗

失代偿期患者进食不佳，应静脉输入高渗葡萄糖，并加维生素C、胰岛素、氯化钾等，必要时可应用复方氨基酸、人血白蛋白或输注新鲜血。

2.药物治疗

目前尚无特效药物，平日可用多种维生素（包括维生素K）及消化酶，也可采用中西药联合治疗。

3.腹水的治疗

（1）限制钠、水的摄入：进水量限制在1000mL/d左右，盐的摄入限制在1.2～2g/d，对部分患者可产生利尿、腹水消退作用。

（2）增加钠、水的排泄：目前主张螺内酯和呋塞米联合应用，螺内酯为保钾利尿药，氢氯噻嗪或呋塞米为排钾利尿药，可起协同作用，并减少电解质紊乱。利尿不宜过猛，以每天体重减轻不超过 0.5kg 为宜，以避免诱发肝性脑病、肝肾综合征。

（3）放腹水并输注人血白蛋白：大量腹水引起腹胀、呼吸困难、行走困难时，为减轻症状可做穿刺放腹水。单纯放腹水只能临时改善症状，因放腹水会丢失蛋白质，短期内腹水又迅速复原，故同时静脉输注人血白蛋白，可提高疗效。

（4）提高血浆胶体渗透压：每周定期输注新鲜血或人血白蛋白、血浆，对恢复肝功能和消退腹水有帮助。

（5）腹水浓缩回输：放出腹水，通过浓缩处理后再静脉回输，不但可消除水钠潴留，还能提高血浆清蛋白浓度及有效血容量，并能改善肾血液循环，对顽固性腹水的治疗提供一种较好的方法。不良反应有发热、感染、电解质紊乱等。但有感染的腹水不可回输。

4.手术治疗

各种分流术和脾切除术；经颈静脉肝内门体分流术（TIPS）等。

5.肝移植手术

肝移植是晚期肝硬化的最佳治疗方法，可提高患者存活率。

五、护理

1.基础护理（包括生活、饮食、环境、心理护理以及护患沟通等）

（1）休息：代偿期应适当减少活动，可参加轻工作；失代偿期应以卧床休息为主。大量腹水者可取半卧位，以使膈肌下降，减轻呼吸困难。

（2）饮食：给予高热量、高蛋白质、高维生素、易消化食物。肝功能损害显著或有肝性脑病先兆时，应限制或禁食蛋白质；腹水者应限盐或无盐饮食；避免进食粗糙、坚硬食物，禁酒，禁用损害肝脏药物。

（3）心理护理：肝硬化是一种慢性病，症状不易改善，出现腹水后，一般预后较差，患者及家属易产生悲观情绪，护理人员应予以理解、同情和关心，鼓励患者倾诉并耐心解答所提出问题，向患者、家属说明治疗、护理有可能使病情趋于稳定，保持身心休息有利于治疗，教会其配合治疗的方法。

2.疾病护理

（1）病情观察：定时测量生命体征，监测尿量，观察有无呕血及黑便，性格行为有无异常，若出现异常，应及时报告医生，以便及时处理。

（2）皮肤护理：每日可用温水轻轻擦浴，保持皮肤清洁，衣着宜宽大柔软，经常更换体位，骨隆突处可用棉垫或气圈垫起，以防发生压疮。

（3）避免腹压突然增加：剧烈咳嗽、用力排便可使腹腔压力增加，易诱发静脉曲张破裂出血，同时便秘可诱发肝性脑病，应积极治疗咳嗽及便秘。

（4）腹腔穿刺放腹水的护理：术前向患者解释治疗目的、操作过程及配合方法，测体重、量腹围、生命体征，排空膀胱以免误伤；术中及术后监测血压、脉搏、呼吸，了解患者有无不适。术后用无菌敷料覆盖穿刺部位，缚紧腹带，以防止腹穿后腹内压骤降；记录抽出腹水的量、颜色浑浊或清亮，将标本及时送化验室检查。

3.健康教育

（1）宣传酗酒的危害，教育病毒性肝炎患者积极治疗，避免发生肝硬化。

（2）讲解疾病的知识、自我护理方法，依病情安排休息和活动、合理的营养，保持愉快的心情，生活起居有规律，做好个人卫生，预防感染。

（3）定期门诊复查，坚持治疗，按医师处方用药，避免随意加用药物，以免加重肝脏负担。

（4）教会患者及家属识别肝硬化常见并发症，例如当患者出现性格、行为改变等可能为肝性脑病的前驱症状，有呕血、黑便时可能为上消化道出血，应及时就诊。

第四节　原发性肝癌

原发性肝癌是指肝细胞或肝内胆管细胞发生的恶性肿瘤，我国为高发区，在消化系统恶性肿瘤死亡率中居第三位，位于胃癌和食管癌之后。本病可发生于各年龄段，以40～49

岁为最多见，男性多于女性，男女之比为 2 : 1～5 : 1。

一、病因和诱因

本病病因尚未完全确定。

1.病毒性肝炎

原发性肝癌患者中约有 1/3 有慢性肝炎史。流行病学调查发现，肝癌高发区人群的 HBsAg 阳性率高于低发区，而肝癌患者血清 HBsAg 及其他乙型肝炎标志的阳性率也高达 90%，提示乙型肝炎病毒与肝癌高发有明显关系。研究提示丙型病毒性肝炎与肝癌的发病也密切相关。

2.肝硬化

原发性肝癌合并肝硬化者占 50%～90%，主要是在乙型和丙型病毒性肝炎基础上发生，而在欧美国家，肝癌则常发生在酒精性肝硬化的基础上。

3.黄曲霉毒素

黄曲霉毒素中的代谢产物黄曲霉毒素 B1 有强烈的致癌作用，流行病学调查发现，在粮油、食物受黄曲霉毒素污染严重的地区，肝癌发病率也较高。

4.其他因素

肝癌的发生还与遗传、水源污染、有机氯类农药、亚硝胺类、华支睾吸虫感染等有关。

二、临床表现

（一）症状与体征

原发性肝癌患者起病较隐匿，早期多无任何临床症状和体征，一般是经 AFP（甲胎蛋白）普查检查出早期肝癌，又称为亚临床肝癌。中晚期患者主要表现如下。

1.肝区疼痛

此为常见的首发症状，多呈肝区持续性刺痛或钝痛。

2.全身症状

可有乏力、进行性消瘦、发热、营养不良和恶病质等。

3.转移灶症状

如咳嗽、咯血、气短、头痛、呕吐和神经定位体征等。

4.体征

最常见的体征是肝大，质地坚硬，表面凹凸不平，有大小不等结节或巨块，边缘不规则，常伴有不同程度的压痛。黄疸常在病程晚期出现。伴有肝硬化门静脉高压者可有脾大、腹腔积液、静脉侧支循环形成等表现。

（二）并发症

多发生在晚期。①肝性脑病是肝癌晚期的严重并发症；②上消化道出血，常因合并食管、胃底静脉曲张，破裂时发生呕血和（或）黑便；③肝癌结节破裂出血，当癌结节破裂局限于肝包膜下，可形成压痛性包块，破裂进入腹腔可引起急性腹痛及腹膜刺激征，如果出血量大，还会引起晕厥或休克；④继发性感染，原发性肝癌患者因长期消耗或放疗、化疗、长期卧床等，易并发肺炎、败血症、肠道感染等。

三、实验室和其他检查

1.肿瘤标志物——AFP 的检测

甲胎蛋白（AFP）测定是肝癌早期诊断的重要方法之一，对肝癌的普查、诊断、判断疗效、预测复发等有重要作用，其准确率可达98%左右。

2.影像学检查

超声显像可显示直径为 2cm 以上的原发性肝癌，对早期定位诊断有较大价值，结合 AFP 有利于早期诊断；CT 是诊断肝癌较常用的方法，可显示直径 2cm 以上的肿瘤，如果结合肝动脉造影或注射碘油的肝动脉造影，对 1cm 以下的肿瘤检出率可达 80%以上，所以为目前诊断小肝癌和微小肝癌的最佳方法；X 线肝血管造影可显示 1～2cm 的癌结节，结合 AFP 检测结果，可检出早期肝癌；MRI 能清楚地显示肝细胞癌内部结构特征；放射性核素扫描能显示直径 3cm 以上的肿瘤，有助于肝癌与肝脓肿、血管瘤等相鉴别。

3.其他

如肝穿活检、剖腹探查等方法均可作为肝癌的诊断手段。

四、诊断

凡有肝病史的中年患者特别是男性患者，如有不明原因的肝区疼痛、消瘦、进行性肝大，应做 AFP 测定并选择上述其他检查，争取早期诊断。必要时在超声或 CT 引导下行肝穿刺活检，以明确诊断。

五、治疗

原发性肝癌目前最好的根治方法就是手术治疗。诊断明确者应争取尽早手术。如果剖腹探查肿瘤已不适宜于切除，术中可选择肝动脉插管进行局部化学药物灌注或肝血管阻断术，也可以将二者结合，治疗效果优于全身治疗。还可以采用液氮冷冻或激光治疗。有条件的可以进行肝移植手术。在 CT 或超声定位后，用直线加速或 60Co 做局部外放射，与化疗以及生物和免疫治疗等联合治疗效果好。

六、常用护理诊断/问题

1.肝区痛

与癌细胞侵犯肝组织、肝包膜被牵拉有关。

2.有感染的危险

与化疗、放疗导致的白细胞计数减少、抵抗力下降有关。

3.营养失调，低于机体需要量

与肿瘤消耗、化疗所致摄入减少有关。

4.潜在并发症

上消化道出血、肝性脑病、癌结节破裂出血。

5.恐惧

与担心疾病预后有关。

七、护理措施

1.减轻疼痛

疼痛是对肝癌患者困扰较大的生理和心理问题之一，在晚期患者中常持续存在。为减轻患者的疼痛，需实施以下措施。

（1）评估疼痛的强度、部位、性质。

（2）给患者创造一个安静、舒适的休息环境，减少各种不良刺激。

（3）采取舒适的体位。

（4）与患者沟通交流，减轻患者的孤独无助感和焦虑。

（5）教会患者放松技巧，如深呼吸等；鼓励患者参加转移注意力的活动，如与病友交谈、听音乐、做游戏等。

（6）对有严重疼痛患者，应与医生协商给予长期医嘱的镇痛药。

2.心理支持

（1）及时对患者恐惧心理进行评估，以确定对患者心理辅导的强度。

（2）注意与患者建立良好的护患关系，随时给患者家属以心理支持和具体指导，使家属保持镇静，多陪伴患者，以减轻患者的恐惧感，稳定其情绪和增强治疗信心。

（3）了解患者的护理需要并及时给予回应，对晚期的患者，尤应注意维护患者的尊严，耐心处理患者提出的各种要求。当患者出现不适症状时，应协助积极处理，通过减轻患者的不适来稳定患者的情绪。

3.提供合理营养

应给予高蛋白、高热量、高维生素饮食。若有食欲不振、恶心、呕吐现象，应做好口腔护理，于服用镇吐剂后进少量食物，增加餐次。尽可能安排舒适、安静的就餐环境，选择患者喜欢的食物种类、烹调方式，以促进食欲。

4.肝动脉栓塞化疗患者的护理

（1）术前护理：向患者及家属解释有关治疗的必要性、方法和效果，使其减轻对手术的疑虑。做好各种检查（血常规、肝肾功能、心电图、B超等）、皮肤过敏试验（碘、普鲁卡因）。术前6h禁食禁水；术前0.5h遵医嘱给予镇静剂，并测量血压。

（2）术中配合：备好各种抢救用品和药物，安慰患者，使其放松；注射造影剂时观察患者的反应，如有无恶心、心悸、胸闷、皮疹等；测血压；注射化疗药物后观察患者有无恶心、呕吐，一旦出现，指导患者将头偏向一侧、做深呼吸，可遵医嘱在化疗前给止吐药。观察患者有无腹痛。

（3）术后护理：术后禁食2～3d，逐渐过渡到流质饮食，注意少量多餐，以减轻恶心、呕吐，同时避免食物消化吸收过程消耗门静脉含氧量。穿刺部位需压迫止血15min后再加压包扎，沙袋压迫6h，保持穿刺侧肢体伸直24h，并观察穿刺部位有无血肿及渗血。

密切观察病情变化：术后应观察体温的变化，多数患者术后4～8h体温升高持续1周左右，是机体对肿瘤组织重吸收反应。高热者应降温，避免机体消耗增加。注意局部有无出血、肝性脑病的前驱症状等，并准确记录出入量。

鼓励患者深呼吸、排痰，预防肺部感染，必要时吸氧，以提高血氧分压，利于肝细胞代谢。栓塞后一周，因肝缺血影响肝糖原储存和蛋白质合成，应遵医嘱补充蛋白质和葡萄糖。

八、健康指导

1.生活指导

保持规律生活，注意劳逸结合，避免情绪剧烈波动和劳累，以减少肝糖原的分解及乳酸和血氨的产生；指导患者合理进食，增强机体抵抗力；戒烟酒，减轻对肝脏损害；注意饮食、饮水卫生；按医嘱服药，忌服损害肝脏的药物。

2.疾病知识指导

定期复查，根据病情发展不同随时调整治疗方案。积极宣传和普及肝癌的预防知识，预防接种乙肝疫苗。

3.心理指导

保持乐观情绪，积极参加社会活动，如抗癌俱乐部，增强战胜疾病的信心。

第五节　胃炎

胃炎，是指各种有害因素所致的一组胃黏膜炎症性病变的疾病，按临床发病急缓分为急性胃炎和慢性胃炎。

一、急性胃炎

（一）病因和诱因

急性胃炎是指胃黏膜的急性炎症，其主要病变是胃黏膜的糜烂和出血，故常称为急性糜烂出血性胃炎。病变可局限于胃窦、胃体，也可波及全胃。常见病因如下。

1.急性应激

多由重要脏器严重病变、颅内病变及大手术、创伤、大面积烧伤、休克等所致。发病机制尚未完全明确。以胃腔内渗血常见，约20%患者可发生较大量出血，少数发生急性溃疡，称为应激性溃疡。

2.理化因素

化学物质，其中常见的是药物，如阿司匹林、吲哚美辛、磺胺、激素、铁剂、抗肿瘤药等；其他如胆汁反流、乙醇。留置胃管、胃内异物、胰腺癌放疗后都可造成物理性胃黏膜损伤。

3.幽门螺杆菌（Hp）感染

常引起急性胃炎或在慢性胃炎基础上导致病变急性活动。

（二）临床表现

轻者多无症状或仅有上腹不适、疼痛及食欲下降、恶心、呕吐等消化不良表现。胃部出血一般呈少量、间歇性，可自行停止。大出血时呈呕血、黑便。持续少量渗血可致贫血。体检可有上腹部轻压痛。

（三）辅助检查

通过纤维胃镜可确定诊断。

（四）治疗

1.去除病因或诱因

由药物引起者应立即停止用药，酗酒者宜戒酒。

2.对症治疗

如上消化道出血、胃酸过多等的治疗。

（五）常用护理诊断/问题

1.疼痛

与胃酸刺激或平滑肌痉挛有关。

2.营养失调，低于机体需要量

与畏食、消化吸收不良、持续出血有关。

（六）护理措施

1.病情观察

观察上腹部不适的部位，注意疼痛的性质、程度以及有无上消化道出血等。

2.一般护理

患者要注意休息，避免劳累。急性出血时应卧床休息。饮食上一般进无渣、温热、半流质饮食。少量出血时可给予牛奶、米汤等流质，以中和胃酸，有利于胃黏膜的修复。呕血者应暂禁食。

（七）健康指导

（1）告诉患者及家属，本病为胃的一种急性损害，只要去除病因和诱因，是能治愈的，也是可以防止发展为慢性胃炎的。

（2）指导患者饮食要有规律性，少食多餐，避免刺激性食物和对胃有损害的药物，或遵医嘱从小量开始、饭后服药；节制烟酒。

（3）遵医嘱坚持服药，并定期门诊复查。

二、慢性胃炎

慢性胃炎是病变基本局限于胃黏膜层的慢性炎症性病变，以淋巴细胞和浆细胞的黏膜浸润为主，一般无黏膜糜烂，故常称为慢性非糜烂性胃炎。临床上可分为慢性胃窦炎（B型）和慢性胃体炎（A型）两型。

（一）病因与发病机制

1.幽门螺杆菌（Hp）感染

Hp 感染是慢性胃炎的主要病因，幽门螺杆菌作为慢性胃炎最主要病因，其确立基于如下证据：①绝大多数慢性活动性胃炎患者胃黏膜中可检出幽门螺杆菌。②幽门螺杆菌在胃内的分布与胃内炎症分布一致。③根除幽门螺杆菌可使胃黏膜炎症消退。④从志愿者和动物模型中可复制幽门螺杆菌感染引起的慢性胃炎。幽门螺杆菌具有鞭毛，能在胃内穿过黏液层移向胃黏膜，其所分泌的黏附素能使其贴紧上皮细胞，其释放的尿素酶分解尿素产生 NH_3，从而保持细菌周围中性环境，幽门螺杆菌的这些特点有利于其在胃黏膜表面定植。幽门螺杆菌通过上述产氨作用、分泌空泡毒素 A 等物质而引起细胞损害，其细胞毒素相关基因蛋白能引起强烈的炎症反应，其菌体胞壁还可作为抗原诱导免疫反应。这些因素的长期存在导致胃黏膜的慢性炎症。

2.自身免疫

自身免疫性胃炎以富含壁细胞的胃体黏膜萎缩为主，患者血液中存在自身抗体如壁细胞抗体。自身抗体攻击壁细胞，使壁细胞总数减少，导致胃酸分泌减少或丧失；内因子抗体与内因子结合，阻碍维生素 B_{12} 吸收，从而导致恶性贫血。

3.十二指肠液反流

幽门括约肌松弛→十二指肠液（胆汁、胰酶）反流→削弱胃黏膜屏障→胃液、胃蛋白酶损害。

4.其他因素

饮酒、浓茶、咖啡，食用过冷、过热、过于粗糙的食物等损伤胃黏膜。

（二）临床表现

慢性胃炎病程迁延，大多数患者没有明显症状，部分有上腹饱胀不适（特别是在餐后），无规律性上腹隐痛，嗳气、反酸、呕吐等消化不良的症状；少数有上消化道出血；A型胃炎患者可出现厌食、体重减轻、贫血、舌炎、舌萎缩、周围神经病变等症状。

（三）实验室和其他检查

1.纤维胃镜及活组织检查

这是诊断慢性胃炎最可靠的方法，可取活组织检查进一步证实胃炎类型。

2.幽门螺杆菌检测

侵入性检测是通过纤维胃镜检查取胃黏膜活组织进行检测；还可进行非侵入性检测，主要有 ^{13}C 或 ^{14}C 尿素呼气试验（常用），其敏感性和特异性高。

3.胃液分析

B型胃炎患者大致正常，A型胃炎患者胃酸明显减少或缺乏。

4.血清学检查

B型胃炎血清胃泌素水平可降低或正常。A型胃炎血清胃泌素水平常明显升高，血中可测得抗壁细胞抗体和抗内因子抗体。

（四）诊断

通过纤维胃镜及活组织检查，可确立诊断。

（五）治疗

1.根除 Hp 感染

以质子泵抑制剂（PPI）或胶体铋任选一种为基础方案，再加上两种抗生素的三联治疗方案有较高根除率。

（1）胶体次枸橼酸铋：能与炎症渗出物和黏蛋白结合形成复合物，包绕细菌使之失去黏附上皮细胞的能力，继而铋离子进入细菌体使之死亡。用量110mg，每日4次，口服，连续服用2～4周。

（2）质子泵抑制剂（PPI）：如奥美拉唑40mg/d服用。

（3）抗菌药物：可使用羟氨苄青霉素（阿莫西林）2000mg/d、替硝唑 800mg/d、克拉霉素 1000mg/d 中的任意两种，每天剂量分两次服用，疗程为 7～14d。

2.对症治疗

若患者服用非甾体消炎药，立即停服并服用制酸剂或硫糖铝；若有胆汁反流，服用氢氧化铝；若有胃动力不足，可用胃复安、多潘立酮、普瑞博思等。

3.重度不典型增生者

可手术治疗。

（六）常用护理诊断/问题

1.疼痛

与胃酸刺激或平滑肌痉挛有关。

2.营养失调，低于机体需要量

与畏食、消化吸收不良有关。

（七）护理措施

1.休息

慢性胃炎急性发作或伴有消化道出血时应卧床休息。注意腹部保暖，可以缓解腹部不适。

2.饮食护理

应以富有营养、易于消化、少量多餐为基本原则。养成良好的饮食习惯，指导患者注意饮食卫生，纠正不良的饮食行为，养成细嚼慢咽的习惯。对胃酸低的患者，可给予刺激胃酸分泌的食物，如浓肉汤、鸡汤。控制饮食中的粗纤维含量，进餐定时定量，避免吃生、硬、煎炸、油腻等不易消化和辛辣等刺激性食物，忌暴饮暴食、饮烈性酒、吸烟及餐后从事重体力活动。

3.药物护理

（1）改善消化不良：对胃酸缺乏的患者，配合给予 1%稀盐酸、胃蛋白酶合剂。服用时宜用吸管送至舌根部咽下，避免接触牙齿，服后用温开水漱口。高胃酸的患者可常服用制酸剂如氢氧化铝凝胶、H_2 受体拮抗剂如雷尼替丁等，以缓解疼痛。

（2）保护胃黏膜：有胆汁反流的患者服用硫糖铝，可中和胆盐，防止反流。硫糖铝在餐前 1h 与睡前服用效果最好，服药时宜将药片嚼碎或研成粉末再服用。如患者需同时使用制酸药，制酸药应在硫糖铝服用前 0.5h 或服用后 1h 给予。

（3）促进胃排空：甲氧氯普胺（胃复安）及多潘立酮具有刺激胃蠕动、促进胃排空的作用，药物应在饭前服用，不宜与阿托品等解痉剂合用。

（4）根除 Hp 感染药物：胶体次枸橼酸铋应在餐前 0.5h 服下；胶体次枸橼酸铋能使牙齿变黑，应用吸管吸入；铋剂可引起便秘，使大便和舌苔呈灰黑色，口中带氨味等，停药后可自行消失，应予以说明。服用阿莫西林和甲硝唑易引起胃肠道反应，如恶心、呕吐和腹泻等，甲硝唑还可引起口腔金属味、舌炎和排尿困难等不良反应，应密切观察，并劝导患者按疗程坚持治疗。

（八）健康指导

（1）向患者及家属讲解引起慢性胃炎的有关病因，指导患者如何防止诱发因素，从而减少或避免复发。

（2）强调饮食调理对防止病情复发的重要性。指导患者平时生活要有规律，注意劳逸结合，加强饮食卫生和饮食营养，养成有规律的饮食习惯。戒除烟酒，避免使用对胃黏膜有刺激的药物。

（3）嘱患者按医嘱服药，并向患者和家属介绍常用药物的用法、疗程、时间及其注意事项。

（4）本病易复发，幽门螺杆菌感染严重时可出现急性胃炎表现，部分病例可有癌变倾向，要嘱患者定期复查。

第六节　原发性高血压

原发性高血压是以血压升高为主要表现的临床综合征，简称高血压，是导致人类死亡的常见疾病如脑卒中、冠心病等重要危险因素，占所有高血压患者的90%以上。约5%为继发性高血压，系由某些明确而独立的疾病引起，常见于某些肾脏病、内分泌疾病等。

一、病因与发病机制

（一）病因

原发性高血压的病因尚不明确，目前认为是遗传因素（40%）和环境因素（60%）共同作用的结果。

1.遗传因素

原发性高血压有明显的家族聚集性，若父母均有高血压，子女的发病率增高。

2.环境因素

（1）饮食：食盐摄入量与高血压发生率有密切关系，呈正相关。但摄盐过多导致血压升高主要见于对盐敏感的人群中。另外，低钙、低钾、饮酒、高蛋白质和高脂饮食也可能是血压升高的因素。

（2）精神紧张：长期工作压力、紧张、焦虑、噪声等会导致高血压，与交感神经长期兴奋有关。

3.其他因素

如肥胖、阻塞性呼吸暂停综合征等。

（二）发病机制

血压的升高主要取决于心排血量和体循环的外周血管压力。

1.交感神经系统的影响

交感神经活动增强是引发高血压的重要环节。长期精神紧张，交感神经活动增强，小动脉收缩，管腔增厚，外周血管阻力增加，血压升高。

2.肾素-血管紧张素-醛固酮系统激活（RAAS）

可引起小动脉收缩，导致外周阻力增加，水钠潴留，血压增高。

3.血管内皮功能异常

血管内皮失去了在调节血液循环和心血管功能中的重要作用，其分泌的一氧化氮减少而内皮素增加，使血管收缩反应增强，血压增高。

4.其他

各种血管活性物质的激活和释放、胰岛素抵抗所致的高胰岛素血症等，也参与高血压的发病。

二、临床表现

（一）一般表现

多数患者起病慢，早期可无明显症状，偶于体格检查时发现血压增高，少数患者甚至在突发脑出血时才发现患高血压，也有部分患者出现头晕、头痛、眼花、失眠、乏力等症状，但症状轻重与血压增高程度可不一致。

（二）并发症

1.靶器官损害

（1）心脏：长期血压升高，左心室肥厚、扩张，导致高血压性心脏病。失代偿期可出现左心衰竭。高血压促进冠心病发生和发展，患者可发生心绞痛和心肌梗死。

（2）大脑：高血压可加速脑动脉粥样硬化，使患者出现短暂性脑缺血发作及脑血栓形成；脑小动脉硬化可形成小动脉瘤，在情绪激动、劳累等诱因作用下，当血压急剧升高时可破裂发生脑出血。

（3）肾：血压长期持久增高可致肾小动脉硬化、肾功能减退，可出现多尿、夜尿、蛋白尿，甚至发生肾功能不全。

（4）眼底：眼底视网膜动脉变细、狭窄甚至出血、絮状渗出。

2.高血压急症

患者血压在数小时至数天内急剧升高，舒张压＞130mmHg 和（或）收缩压＞200mmHg，伴有心、脑、肾、眼底、大动脉的功能障碍和不可逆损害。

（1）恶性高血压：可能与未及时治疗或治疗不当有关。眼底和肾脏损害突出，进展迅速。如不及时治疗，可致肾衰竭、脑卒中或心力衰竭。

（2）高血压危象：因疲劳、紧张、寒冷、突然停服降压药等导致周围小动脉发生暂时强烈痉挛。患者出现头痛、烦躁、恶心、呕吐、心悸、多汗、面色苍白或潮红、视物模糊等征象，同时伴有动脉痉挛累及的靶器官缺血症状。

（3）高血压脑病：高血压脑病是血压急剧升高导致脑小动脉持久严重痉挛，发生急性脑血液循环障碍，出现脑水肿和颅内压增高的临床征象。

（4）主动脉夹层：严重高血压可促使主动脉夹层发生，血液渗入主动脉壁中层形成夹层血肿，并可沿主动脉壁延伸剥离，可致死。

三、实验室及其他检查

检查判断高血压的严重程度以及靶器官的损害情况。

1.心电图检查

可显示左室肥厚、劳损。

2.X 线检查

显示主动脉迂曲，左心室增大。

3.血液检查

血常规、肾功能、血糖、血脂等。

4.尿液检查

早期正常，后期可见红细胞、蛋白和管型等。

5.超声检查

了解心室壁厚度、心腔大小、心脏舒张和收缩功能，了解大动脉粥样硬化情况。

6.眼底检查

了解眼底视网膜动脉的狭窄、硬化或出血情况。

7.24h 动态血压监测

了解血压变动节律，指导用药。

四、诊断要点

不同日休息 15min 后测量 2 次血压均达到高血压的诊断标准，且排除其他疾病导致的继发性高血压，可诊断为原发性高血压。同时要对靶器官受损程度作出判断。

1.高血压分级标准

在未服抗高血压药物的情况下，收缩压≥140mmHg（18.7kPa）和（或）舒张压≥90mmHg（12.0kPa），根据血压升高水平，又进一步将高血压分为1级、2级、3级。我国目前使用《2018年中国高血压防治指南》的高血压分级标准。

2.高血压危险度分层

高血压患者发生心血管事件的概率与血压升高水平、心血管危险因素、靶器官损害以及并存临床情况有关。根据发生概率高低分为低危、中危、高危和极高危，可以此为基础制定治疗目标及判断预后。

（1）高危因素：男＞55岁，女＞65岁；吸烟；高脂血症；腹型肥胖；早发家族史；缺乏体力活动等。

（2）靶器官损害：心、肾、大血管、视网膜损害。

（3）并存临床情况：心脏疾病（心肌梗死、心绞痛、心衰等）、脑血管疾病（脑出血、缺血性脑卒中、短暂性脑缺血发作）、肾脏疾病、血管疾病（主动脉夹层、外周血管病）、高血压视网膜病变（出血或渗出、视乳头水肿）。

五、治疗

治疗目的：将血压降至正常或接近正常水平，防止及减少靶器官并发症，降低病残率和病死率。

（一）非药物治疗

适用于各型高血压患者。其方法包括减轻体重、减少钠盐摄入、限制饮酒、适当运动等。

（二）药物治疗

除血压是1级、危险因素小于3个的患者可以先不服药（可尝试非药物疗法6个月，但如6个月后不能有效控制，则必须服用降压药物）外，其他高血压患者都必须坚持使用降压药物治疗。目前常用的一线降压药物有利尿剂、β受体阻滞剂、钙通道阻滞剂（CCB）、血管紧张素转换酶抑制剂（ACEI）、血管紧张素Ⅱ受体阻滞剂（ARB）和 α₁ 受体阻滞剂等。

1.利尿剂

主要通过排钠减少血容量。常用药物如排钾利尿剂如氢氯噻嗪 12.5～25mg，每日 1～2 次；呋塞米 20mg，每日 1～2 次；保钾利尿剂如氨苯蝶啶 50mg，每日 1～2 次。不良反应主要为低血钾或高血钾、高尿酸血症等。

2.β 受体阻滞剂

通过降低心肌收缩力、减慢心率、降低心输出量而降压。常用药物如普萘洛尔 10～20mg，每日 2～3 次；其他如阿替洛尔、美托洛尔等。不良反应主要为心率减慢、支气管痉挛等。

3.钙通道阻滞剂

通过阻断钙离子进入平滑肌细胞、抑制心肌和血管平滑肌收缩、降低外周阻力使血压下降。常用药物如硝苯地平 5～10mg，每日 3 次。目前临床多应用长效或缓释型钙通道阻滞剂，如非洛地平、缓释硝苯地平等。不良反应主要有下肢水肿、头痛、面部潮红。

4.血管紧张素转换酶抑制剂（ACEI）

通过抑制血管紧张素转换酶使血管紧张素Ⅱ生成减少而降低血压。常用药物如卡托普利 12.5mg，每日 2～3 次；其他如依那普利、苯那普利等。主要不良反应为刺激性干咳、血钾升高、血管性水肿。

5.血管紧张素Ⅱ受体阻断剂

通过阻断血管紧张素Ⅱ受体松弛血管平滑肌、减少血管张力而降低血压。常用药物如洛沙坦、缬沙坦等。主要不良反应为高血钾。

6.α₁ 受体阻断剂

通过选择性阻断 α₁ 受体使外周阻力下降而降低血压。常用药物如哌唑嗪 0.5～2mg，每日 3 次；其他如特拉唑嗪等。主要不良反应为直立性低血压。

降压药物的使用原则：小剂量始，联合用药，长期坚持用药。联合用药可提高疗效，减轻药物不良反应。如卡托普利和氢氯噻嗪联合使用可避免高血钾，硝苯地平和氢氯噻嗪联合使用可利于消除下肢水肿等。

（三）高血压急症的治疗

1.迅速逐步控制性降压

首选硝普钠，开始以每分钟 10μg 静脉滴注，密切观察血压，根据血压反应调整滴速；或使用硝酸甘油，降低心脏前、后负荷，急性冠脉综合征患者适用；或使用尼卡地平，可改善脑血流量，脑血管病患者适用。为避免短时间血压骤降，导致重要器官血流量减少，应逐步控制性降压，开始的 24h 内血压降低 20%～25%，48h 内不低于 160/100mmHg，之后再降至正常。

2.对症处理

降低颅内压，消除脑水肿，如静脉快速滴注 20%甘露醇，静脉注射呋塞米等；静脉注射地西泮停止抽搐等。

六、常用护理诊断/问题

1.疼痛

头痛与血压升高有关。

2.有受伤的危险

与血压增高引起头晕、视物模糊或降压药物致直立性低血压有关。

3.知识缺乏

缺乏高血压的危害和自我保健知识。

4.潜在并发症

高血压急症。

七、护理措施

1.非药物降压知识指导

告知患者在服药期间也应坚持非药物的降压方法。

（1）合理饮食：科学饮食、低脂、低盐（<6g/d），多吃富含钾和钙的食物，如各种蔬菜水果及奶类。控制体重指数 BMI 在 25 以下。

（2）戒烟、限酒：戒烟可保护心脏血管，预防冠心病的发生；每日饮酒量不超过 50g，可适量饮用红葡萄酒。

（3）适当运动：劳逸适度，避免精神刺激和持久压力，充分睡眠。规律有氧运动（如爬山、骑自行车、快走、打太极拳等，坚持每次 30min 以上，每个星期至少 3 次，运动后的心率为 170 - 年龄），避免剧烈运动。

（4）保持心理平衡：调节情绪，保持心态平衡。

2.用药指导

（1）遵医嘱给予降压药物，坚持长期用药，不自行减药或停药，不随意更改药物。

（2）注意观察药物疗效和不良反应。用药过程中经常监测血压，降压不宜过低、过快，以防心、脑、肾等器官供血不足。某些药物有直立性低血压反应，尤其警惕在服药后的几个小时容易发生。应指导患者在改变体位时动作宜慢，夜间排尿时尽量取坐位，避免用过热的水洗澡和蒸汽浴。一旦发生，立即取头低足高位。其他药物不良反应见降压药物治疗部分。

3.病情观察

严密观察生命体征，监测血压的动态变化，了解患者的头痛、头晕、心悸、失眠等症状有无减轻，密切观察、及早发现高血压急症和心、脑、肾等靶器官受累的征象。一旦出现高血压急症、急性肺水肿、急性冠脉综合征、怀疑主动脉夹层、脑血管意外等，立刻通知医生进行紧急处理。

4.高血压急症的护理

（1）绝对卧床休息，抬高床头，减少搬动患者次数。

（2）吸氧 4～5L/min，保持呼吸道通畅。

（3）迅速建立至少两条静脉通路，遵医嘱给予降压药。首选硝普钠，避光滴注，严密观察血压变化，硝普钠通路不进行静脉注射，避免血压下降过快。

（4）密切观察生命体征、意识、瞳孔、尿量，静脉滴注降压药过程中每 5～10min 测血压一次，如发现异常，及时与医师联系。患者神志不清时应加床档，防止坠床，头部偏向一侧，避免呕吐物窒息；发生抽搐时用牙垫置于上下磨牙间，防止唇舌咬伤。

第二章 外科常见疾病护理

第一节 休克

一、概述

休克是由多种病因引起的机体有效循环血容量锐减，组织灌注不足，是以细胞代谢紊乱、受损，微循环障碍为特征的综合征。休克可分为低血容量性、感染性、心源性、神经源性和过敏性休克五类，其中外科休克主要指低血容量性休克和感染性休克。处理的关键是尽早去除病因，迅速恢复有效循环血量，恢复灌注和对组织提供足够的氧，最终目的是防止多器官功能障碍综合征（MODS）。

二、护理

1.护理评估

（1）健康状态：评估患者是否有严重创伤、大量快速失血，或存在急性腹膜炎、胆道感染、绞窄性肠梗阻等急症。

（2）症状和体征：①休克代偿期（休克早期）患者表现为烦躁不安、四肢湿冷、心率加快、脉压小、呼吸加快、尿量减少。②休克抑制期（休克期）患者表现为神志淡漠、反应迟钝，面色苍白、口唇发绀、脉搏细速、呼吸浅促、血压进行性下降、尿少或无尿。

（3）辅助检查：评估血生化指标、凝血机制、动脉血气分析结果，评估血流动力学监测指标，如中心静脉压、肺毛细血管楔压等。

（4）社会心理评估：评估病情危急情况下患者及其家属产生的紧张、恐惧情绪。

2.护理措施

（1）急救处理：补充血容量是纠正休克引起的组织低灌注和缺氧的关键。①迅速建立两条以上静脉通道，必要时可行中心静脉插管，同时监测 CVP。②合理补液。首先快速输入晶体液和人工胶体液复苏，必要时进行成分输血。若血压及中心静脉压低时，提示血容量严重不足，应快速补液。若血压低而中心静脉压升高时，提示血容量超负荷，应减慢补液速度，限制补液量，以防肺水肿及心功能衰竭。

（2）改善组织灌注，维持有效气体交换：①取休克卧位。将患者置于仰卧中凹位，避免不必要的搬动和翻身，注意保暖。②经鼻导管给氧。氧流量为 6～8L/min，严重呼吸困难时，可行气管插管或气管切开，并尽早使用呼吸机辅助呼吸。③保持呼吸道通畅。及时清除口、咽部和气道内分泌物，协助患者咳嗽、咳痰，鼓励患者定时做深呼吸，必要时给予超声雾化吸入，促进痰液稀释和排出。

（3）药物治疗与护理：①应用血管活性药物过程中，注意监测血压的变化，及时调整输液速度。使用时从低浓度、慢速度开始，并按药物浓度严格控制滴速，严防药物外渗。血压平稳后，逐渐降低药物浓度、减慢速度后再停药，以防突然停药引起不良反应。②心功能不全的患者，在使用强心药过程中，要注意观察患者心率变化及药物不良反应。③休克患者由于组织缺氧，常伴有不同程度的酸中毒，在使用碱性药物时，注意监测呼吸功能，保持呼吸功能完整，预防二氧化碳潴留和继发性酸中毒。

（4）病情观察：①根据病情严密监测脉搏、呼吸、血压及 CVP 变化，注意观察患者意识、皮肤温度及色泽的变化，每 15～30min 观察 1 次。若患者意识从淡漠、迟钝转为清醒、烦躁再转为平静，则提示病情好转。若患者面部和口唇色泽由苍白转为红润、肢体转暖，则提示休克好转。②留置尿管，动态监测尿量及尿比重。当尿量<25mL/h、比重增加者表明仍存在肾供血不足，当尿量维持在 30mL/h 以上时，则提示休克已纠正。③注意观察 CVP 监测指标。当 CVP<0.49kPa（$5cmH_2O$）时，表示血容量不足；当 CVP 高于 1.47kPa（$15cmH_2O$）时，则提示心功能不全；当 CVP 超过 1.96kPa（$20cmH_2O$）时，则表示存在充血性心力衰竭。

（5）预防感染：严格执行各项无菌操作规程，遵医嘱合理应用抗生素，采取有效措施预防肺部感染。保持床单清洁、平整、干燥，预防压疮的发生。

（6）预防意外损伤：对于烦躁或神志不清的患者，应加床旁护栏以防坠床，必要时，四肢以约束带固定于床边。

（7）心理护理：护士应安慰和鼓励患者，以减轻其恐惧及焦虑心理。一切治疗操作均需小心、细致，尽量减少患者痛苦。

3.健康指导

（1）了解手术前后的相关健康知识，掌握引流管及伤口或创面的保护方法。

（2）预防呼吸道感染，指导患者积极翻身、排痰，预防感冒。

（3）指导患者加强自我保护，避免或减轻意外损伤。

（4）指导患者掌握意外损伤后的初步处理和自救知识，如伤处加压包扎止血等。

4.护理评价

经过治疗和护理，评价患者是否达到：①血容量正常，生命体征平稳，CVP、尿量正常。②组织灌注量改善，四肢末梢温暖；呼吸平稳，血气分析正常。③未发现感染征象，体温、血常规正常。④未发生意外损伤。⑤情绪平稳，恐惧、焦虑等心理得到缓解。

第二节　感染

外科感染，是指需要外科手术治疗的感染。按致病菌种类和病变性质分为非特异性感染和特异性感染两种。按感染病程分为急性感染、慢性感染和亚急性感染。处理原则为消除感染病因和毒性物质（脓液、坏死组织），控制细菌繁殖，增强机体抗感染能力，促进组织修复。

一、浅部软组织化脓性感染

（一）概述

浅部软组织化脓性感染包括疖、痈、急性蜂窝织炎、丹毒、急性淋巴管炎和脓肿。

疖是指皮肤单个毛囊和所属皮脂腺的急性化脓性感染，好发于毛囊和皮脂腺丰富的部位，致病菌以金黄色葡萄球菌为主。发病常与机体免疫力低下有关。

痈是指多个相邻毛囊及其周围组织的急性化脓性感染，也可由多个疖融合而成，致病菌以金黄色葡萄球菌为主。多见于免疫力差的老年人和糖尿病患者。

急性蜂窝织炎，是指发生于皮下、筋膜下、肌肉间隙或深部疏松结缔组织的急性化脓性感染，致病菌多为溶血性链球菌、金黄色葡萄球菌等。

丹毒是指皮肤淋巴管网的急性炎症感染，由乙型溶血性链球菌感染所致，好发于下肢及面部。

急性淋巴管炎和淋巴结炎是指致病菌经破损的皮肤、黏膜或其他感染病灶，沿淋巴间隙浸入淋巴管，引起淋巴管及其周围淋巴结的急性炎症。主要致病菌为乙型溶血性链球菌、金黄色葡萄球菌等。

（二）护理

1.护理评估

（1）健康史：患者的健康状况，皮肤是否有损伤，是否有糖尿病史。

（2）症状和体征：局部是否存在红、肿、热、痛和局部功能障碍的典型表现。体表皮肤是否有脓肿形成，触之有无波动感。评估全身情况，如发热、头痛、乏力、呼吸心跳加快、食欲减退等，严重者应评估是否并发感染性休克和多器官功能障碍。

（3）实验室检查：血常规、分泌物或渗出液涂片结果，以及药物敏感试验结果。

2.护理措施

（1）保持感染部位周围皮肤清洁、干燥，防止感染扩散。

（2）减轻疼痛，促进局部血液循环：①抬高感染肢体并制动，疼痛严重者，按医嘱给予镇痛剂；②适当被动活动关节，鼓励患者经常翻身，预防血栓性静脉炎。

（3）控制感染：①感染初期，局部热敷或理疗（超短波或红外线）等，有利于炎症消退；②遵医嘱应用抗生素，必要时采集创面分泌物做细菌培养和药物敏感试验，注意观察疗效；③脓肿有波动感时，及时切开排脓，促进炎症消退。

（4）创面护理：①早期可用70%乙醇或20%～50%的硫酸镁溶液湿敷，也可用2%鱼石脂软膏外敷，外敷药物每天更换 1 次，妥善包扎；②排脓或脓肿切开引流者，保持切口引流通畅，及时清洁创面并换药，保持敷料干燥；③对厌氧菌感染者，用 3%过氧化氢溶液冲洗创面并湿敷。

（5）维持正常体温：高热患者给予物理降温，鼓励患者多饮水，必要时遵医嘱给予退热药物降温，并做好出汗较多患者的皮肤护理。

（6）休息和营养：嘱患者注意休息，指导其摄入高蛋白质、高能量、富含维生素的饮食，促进机体抵抗力的提高。

3.健康指导

（1）注意个人卫生，做到勤洗澡、勤换内衣，经常修剪指甲、清洗并及时消毒剃须刀，减少感染来源。

（2）避免挤压未成熟的疖，尤其是"危险三角区"的疖，防止感染扩散引起颅内感染。

（3）加强锻炼，增强体质，对免疫力差的老年人、小儿应加强防护，糖尿病患者应注意控制血糖。

（4）积极预防和治疗原发灶，如扁桃体炎、龋齿、手足癣、皮肤损伤及皮下化脓性感染等。预防急性淋巴管炎和淋巴结炎的发生。

4.护理评价

经过治疗和护理，评价患者是否达到：①感染得到控制，炎症消退或部分消退；②疼痛减轻或缓解，肿胀消退；③体温正常。

二、全身性外科感染

（一）概述

全身性外科感染是指病原菌侵入人体血液循环，并生长繁殖，产生毒素，引起严重的全身性感染或中毒症状。通常指脓毒症和菌血症。脓毒症是伴有全身性炎症反应，在体温、循环、呼吸、神志上有明显改变者。菌血症是脓毒症中的一种，即血培养检出病原菌者。处理原则是积极应用综合治疗，关键是处理原发感染灶。

（二）护理

1.护理评估

（1）健康史：患者是否有营养不良或免疫缺陷、糖尿病等全身性疾病；评估是否有局部病灶，长期留置静脉导管，长期使用免疫抑制剂、糖皮质激素等。

（2）症状和体征：全身和局部症状和体征。①突发寒战、高热，体温高达40～41℃或低温，头痛、头晕，严重者可大量出汗。②食欲减退、恶心、呕吐、腹胀，肝、脾肿大、黄疸、皮下淤血。③神志烦躁或淡漠，呼吸急促，心跳加快。④严重的感染性休克、多器官功能障碍或衰竭。⑤局部原发感染病灶的性状和组织破坏程度。

（3）实验室检查：血常规、血生化指标、血细菌或真菌培养结果，以及药物敏感试验结果。

（4）社会心理评估：患者及其家属的焦虑、恐惧心理反应。

2.护理措施

（1）防治感染，维持正常体温：①提供安静、舒适的休息环境，保证患者充分休息，减少消耗。②高热的患者，给予物理降温或遵医嘱应用降温药，减少机体消耗，预防水、电解质紊乱的发生。③加强静脉输液通道管理，严格无菌操作，避免导管性感染。④及时做血细菌培养及药敏试验，利于确定致病菌，提高治疗效果，注意采血应在寒战、高热发作时进行，以提高阳性率。

（2）药物治疗及护理：①及时、准确地应用抗生素，注意观察药物疗效。②了解细菌培养及药敏试验结果，及时告知医师调整抗菌药物。

（3）病情观察：①严密观察生命体征变化，如出现体温持续上升或突然下降、意识障碍、呼吸急促、面色苍白或发绀，则应警惕感染性休克的发生，须及时与医生联系处理。②注意观察尿量，若24h尿量少于500mL或每小时尿量少于20mL，应警惕肾衰竭的发生，并及时通知医师处理。③注意观察有无新的转移性脓肿出现，如发现新病灶，要及时通知医师进行切开引流，术后注意伤口换药并保持引流通畅。

（4）营养支持：给予高热量、高蛋白、富含维生素、易消化饮食，并鼓励多饮水，必要时给予肠外营养，以增强抵抗力。

（5）心理护理：①关心体贴患者，及时告知患者及家属治疗过程；②针对患者的情绪变化，提供相应的安慰与鼓励；③患者病情发生变化时，护士应保持镇静，以缓解患者焦虑程度。

3.健康指导

（1）保持口腔清洁与饮食卫生，预防真菌性口腔炎，避免肠源性感染。

（2）注意个人卫生，保持皮肤清洁，发现局部感染灶或受伤后应及时就诊。

（3）积极主动运动和加强锻炼，提高机体免疫功能，增强抵抗力。

（4）加强营养，提高机体抵抗力。

4.护理评价

经过治疗和护理，患者是否达到：①全身性感染得到控制，体温正常，未出现新的感染灶；②未发生感染性休克、体液失衡、肾衰竭等并发症，或者发生后得到及时发现和处理；③营养素摄入满足机体代谢需要，机体抵抗力增强；④情绪平稳，焦虑心理得到缓解，情绪变化能及时被发现和处理。

三、破伤风

（一）概述

破伤风是由破伤风杆菌侵入人体伤口并生长繁殖，产生毒素所引起的一种特异性感染。常继发于各种创伤后。处理原则为清除毒素来源，中和游离毒素，控制和解除痉挛，保持呼吸道通畅和防治并发症。

（二）护理

1.护理评估

（1）健康史：①受伤情况，了解受伤的时间及伤口的污染程度、深度、开口大小；②伤口处理情况；③发病情况，是否有肌肉痉挛及持续时间等。

（2）症状和体征：①有无乏力、头痛、头晕、咀嚼肌紧张、烦躁不安等早期症状，有无张口困难、"苦笑"面容、颈项强直、角弓反张、呼吸困难等，有无因各种轻微的刺激诱发的全身肌群痉挛和抽搐；②损伤部位，有无骨折等；③有无呼吸困难或肺部感染等并发症。

（3）辅助检查：了解伤口渗出物涂片的检查结果，通过影像学检查了解有无重要脏器损害及有无骨折等。

（4）社会心理评估：患者常产生恐惧、焦虑等情绪。

2.护理措施

（1）环境与隔离：①将患者置于隔离的单人病室，避免强光，减少一切外界刺激，室内无噪声，专人守护。②严格消毒隔离，防止交叉感染。所有器械及敷料均需专用，使用后高压灭菌，污染敷料焚烧，患者的用品和排泄物均应严格消毒处理。③工作人员接触患者需穿隔离衣，所有检验标本均应做好隔离标记后再送检。

（2）保持呼吸道通畅：①床边备气管切开包，对病情较重、抽搐频繁者，应尽早行气管切开术，以利清除呼吸道分泌物，预防或减少肺部并发症的发生。②痉挛发作控制间隙，应注意协助患者翻身、叩背、雾化吸入，以协助排痰。警惕呼吸道持续性痉挛引起分泌物阻塞气道。

（3）药物治疗与护理：①清除毒素来源。有创口者，在控制痉挛的前提下彻底清除坏死组织，用 3%过氧化氢溶液冲洗或湿敷，随后敞开引流，消除厌氧环境。②中和游离毒素。注射破伤风抗毒素 2 万～6 万 U，肌内注射或加入 5%葡萄糖注射液 1000mL 内静脉缓慢滴入，注射前应做皮内过敏试验。也可用人体破伤风免疫球蛋白，一般只需深部肌内注射 1 次，剂量为 3000～6000U。③控制和缓解痉挛。抽搐严重者使用镇静剂和安眠药。可选用 10%水合氯醛 20～40mL 保留灌肠；苯巴比妥钠 0.1～0.2g 肌内注射；地西泮 10～20mg 肌内注射或静脉滴注，病情严重者可用冬眠I号合剂，但低血压者忌用。④痉挛发作频繁且不易控制者，可用 2%硫喷妥钠 0.25～0.5g 缓慢静脉注射。用药期间应警惕喉头痉挛和呼吸抑制，最好在已做气管切开的情况下使用。

（4）病情观察：①观察痉挛发作前的征兆，记录痉挛持续的时间、间隔时间及所受累的肌群。②观察患者呼吸困难的程度；监测生命体征变化及其他脏器功能状态等。③注意观察因膀胱直肠括约肌痉挛引起的尿潴留、便秘，适当给予缓泻剂或留置导尿管。

（5）保护患者，防止意外损伤：①使用有护栏的病床，以防患者坠床；②放置合适的牙垫以免痉挛时咬伤舌；③治疗、护理操作等尽量集中实施，动作要轻，所有操作可在使用镇静剂后30min内进行，以免刺激患者引起抽搐。

（6）营养支持：给予高热量、高蛋白、富含维生素的饮食，必要时可给予肠内或肠外营养支持。进食应少量多餐，避免呛咳与误吸。

（7）心理护理：护士应保持镇静，给予患者安慰，减轻患者焦虑与恐惧情绪。

3.健康指导

（1）宣讲破伤风的预防知识：破伤风是可以预防的疾病，伤后早期彻底清创是预防的关键。因此，伤后需及时就医，正确处理伤口。

（2）指导被动免疫：告知伤前未接受自动免疫的患者，尽早前往医院行破伤风抗毒素注射，有一定的预防作用。

4.护理评价

经过治疗和护理，患者是否达到：①呼吸道通畅，呼吸平稳，未发生呼吸困难，或发生时被及时发现和处理；②能自行排尿；③排便正常；④未发生意外伤害，如坠床、舌咬伤等；⑤营养素摄入满足需求，恢复经口进食；⑥情绪平稳，焦虑、恐惧情绪减轻。

四、气性坏疽

（一）概述

气性坏疽是由梭状芽孢杆菌引起的一种严重的急性特异性感染。人体发生气性坏疽感染取决于梭状芽孢杆菌的存在和伤口是否处于缺氧状态。治疗原则是及早控制坏疽扩展，抢救生命，降低残肢率。

（二）护理

1.护理评估

（1）健康史：①患者有无开放性损伤，伤口是否处于缺氧环境；②伤口处理情况，如是否彻底清创或放置引流等。

（2）症状和体征：感染局部和全身情况。①伤口局部有无水泡或气泡溢出，皮下有无积气，是否触及捻发音；②患肢是否有剧痛、局部皮肤苍白，肢体肿胀程度与创伤所能引起的程度是否不成比例，且进行性加重等；③局部组织有无坏死、恶臭等征象；④有无烦躁不安、高热、脉速、呼吸急促、口唇皮肤苍白、大汗淋漓等全身症状。

（3）实验室检查：细菌学检查结果，了解是否检出革兰阳性杆菌，了解血常规和血生化检查结果，了解贫血状态及各脏器功能。

（4）辅助检查：X线检查软组织间有无积气。

（5）社会心理评估：患者的心理状态，了解家人及社会支持程度。

2.护理措施

（1）严密隔离：①严格消毒隔离，防止交叉感染。所有器械及敷料均需专用；使用后高压灭菌，污染敷料焚烧，患者的用品和排泄物均应严格消毒处理。②工作人员接触患者需穿隔离衣，所有检验标本均应做好隔离标记后再送检。

（2）加强伤口护理，控制感染：①伤口处及早彻底清创，敞开引流，用3%过氧化氢溶液冲洗，湿敷创面，经常更换敷料；②对接受高压氧治疗的患者，要注意观察氧疗后的伤口变化情况；③遵医嘱及时、准确应用合理有效的抗生素。

（3）缓解疼痛：注意分辨疼痛的性质，酌情止痛；对疼痛剧烈者，可按医嘱给予麻醉镇静剂或镇痛泵止痛。

（4）病情观察：对高热、烦躁、昏迷患者，应密切观察生命体征变化，警惕感染性休克的发生，如已发生感染性休克应按休克处理。

（5）维持正常体温：高热者给予物理降温，必要时遵医嘱应用退热药物；出汗多者注意皮肤的护理。

（6）心理护理：①护士应保持镇静，给予患者安慰，减轻患者焦虑与恐惧情绪；②对于需截肢的患者应向患者及家属解释截肢的必要性，鼓励患者正确看待肢体残障，增强适应日常生活变化的信心。

3.健康指导

（1）加强宣教气性坏疽的发病原因和预防知识，指导患者认识正确处理伤口、及时就诊的重要性。

（2）指导截肢患者进行有效的患肢按摩及功能锻炼，促进患肢功能尽快恢复。

（3）指导患者进行残肢训练，适应义肢安装要求。

4.护理评价

经过治疗和护理，患者是否达到：①感染得到控制，生命体征平稳，体温正常；②疼痛减轻或缓解，肿胀消退；③创伤组织修复，皮肤恢复完整性；④能够接受和适应自身形象和肢体功能的改变；⑤情绪平稳，焦虑、恐惧心理得到缓解。

第三节　急腹症

一、概述

急腹症是一类以急性腹痛为主要表现，必须早期诊断和紧急处理的腹部疾病。特点为发病急、病情重、进展快、变化多，需予以足够重视。

二、护理

1.护理评估

（1）健康史和相关因素：评估腹痛的病因和诱发因素；腹痛的特点，发生时间与饮食和活动的关系；加剧和缓解腹痛的相关因素；疼痛与活动和睡眠的关系；有无消化道或全身伴随症状；既往有无消化性溃疡、胆道和泌尿系统结石、心房颤动等病史及有无类似疼痛发作史；有无服药史、过敏史及腹部手术史。

（2）症状和体征：腹痛的部位，腹部形态，腹膜刺激的程度；评估患者肠鸣音亢进还是消失，肝浊音界是否缩小或消失；腹股沟区有无肿块，女性患者有无阴道出血和子宫颈剧痛。评估患者生命体征是否平稳；有无恶心、呕吐，呕吐物的颜色和性状；有无排便、排气或腹泻，粪便颜色及性状。有无寒战、高热；巩膜和皮肤有无黄染或皮肤苍白、湿冷。

（3）辅助检查：腹部 X 线、B 超、CT 和 MRI 的检查结果。

（4）实验室检查：血红蛋白、红细胞压积和血黏度是否正常，白细胞计数和中性粒细胞比例是否增高；尿常规检查有无异常；粪便检查是否显示潜血阳性或见白细胞；肝酶谱和胆红素水平有无升高；重要脏器功能的检查有无异常。

（5）社会心理评估：评估患者及其家属对疾病的认知，患者的心理反应。

2.护理措施

（1）术前护理：①非休克患者取半卧位，有助于减轻腹壁张力、减轻疼痛。休克患者取中凹卧位。②禁食，胃肠减压抽吸出胃内残存物，减少胃肠内的积气、积液，减少消化液和胃内容物漏入腹膜腔，从而减轻腹胀和腹痛。③密切观察生命体征变化，观察腹痛的部位、性质、程度和伴随症状。④酌情使用镇痛药，注意观察镇痛效果和不良反应。对诊断不明确的急腹症患者，不可随意应用镇痛药，以免掩盖病情，贻误诊断和治疗。⑤维持体液平衡，迅速建立静脉通路，根据医嘱正确、合理、及时输入晶体和胶体类液体，准确记录液体出入量，根据尿量调整输液量和速度。⑥加强心理护理，减轻焦虑和恐惧情绪；介绍疾病的相关知识，使患者配合检查和治疗。

（2）术后护理：①术后取平卧位，生命体征稳定后给予半卧位；待病情稳定，应鼓励患者下床活动，预防肠粘连。②术后禁食，给予胃肠减压，胃肠功能恢复后，拔除胃管，根据病情给予适宜的饮食，从流质饮食逐步过渡到正常饮食。③密切观察生命体征变化，观察有无腹痛及出血情况。④维持体液平衡，进食期间静脉补充营养，准确记录 24h 液体出入量。⑤腹腔内置引流管时，需保持引流通畅，并观察引流物的量、颜色和性质。⑥遵医嘱合理、正确地使用抗菌药物。⑦加强基础护理，预防压疮、肺部和泌尿系统并发症的发生。⑧加强沟通，消除患者的不良情绪，争取家属和社会力量的支持，促进患者早日康复。

3.健康指导

（1）饮食指导：养成良好的饮食和卫生习惯，保持清洁和易消化的均衡膳食。

（2）识别和避免诱发因素：积极控制诱发急腹症的各类诱因，如有溃疡病者，应按医嘱定时服药；胆道疾病和慢性胰腺炎患者需适当控制油腻饮食；反复发生粘连性肠梗阻者应避免暴饮暴食及饭后剧烈运动；月经不正常者应及时就医。

（3）运动和锻炼：急腹症行手术治疗者，术后应早期活动，以预防粘连性肠梗阻。

4.护理评价

经过治疗和护理，评价患者是否达到：①腹痛缓解或无腹痛；②体液平衡；③营养状况改善并得到维持；④情绪稳定，能积极配合各项检查、治疗和护理；⑤并发症得到预防、及时发现和处理。

第四节　急性化脓性腹膜炎

一、定义

腹膜炎是指腹腔脏层和壁层腹膜的炎症，可由细菌感染、化学性或物理性损伤等引起。按病因可分为细菌性和非细菌性两类；按临床过程可分为急性、亚急性和慢性三类；按发病机制可分为原发性和继发性两类；按累及范围可分为弥漫性和局限性两类。

二、术前护理

1.心理支持

做好患者及其家属的解释安慰工作，稳定患者情绪，减轻焦虑；介绍有关腹膜炎的疾病知识，使其认识疾病配合治疗和护理；帮助其勇敢面对疾病，尽快适应患者角色，增强战胜疾病的信心和勇气。

2.饮食

禁食，持续胃肠减压，吸出胃肠道内容物和气体，改善胃壁、肠壁血液循环和减少消化道内容物继续流入腹腔，以减轻腹胀和腹痛。

3.体位

在无休克情况下，患者取半卧位，促使腹内渗出液流向盆腔，以减少毒素吸收和减轻中毒症状、利于引流和局限感染，同时避免腹胀所致的膈肌抬高，减轻腹胀对呼吸和循环的影响。休克患者取平卧位或头、躯干和下肢均抬高20°。尽量减少搬动以减轻疼痛。

4.密切观察病情变化

定时监测体温、脉搏、血压和呼吸，密切观察生命体征动态变化；对于危重患者，尤其注意循环、呼吸及肾功能的监测和维护；观察腹部症状和体征的变化，尤其注意压痛、腹胀有无加剧；了解肠蠕动的恢复情况和有无腹腔脓肿如膈下或盆腔脓肿的表现，若发现异常，及时通知医师并配合治疗和处理，给予镇静、止痛、给氧对症处理，减轻患者痛苦，但症状不明时禁用镇痛药。高热患者给予物理降温。

5.给药护理

迅速建立静脉输液通道，遵医嘱补液，纠正水、电解质及酸碱失衡，安排好输液顺序，根据患者临床表现和补液的监测指标及时调整输液量、速度和种类，保持每小时尿量达30mL以上。合理应用抗生素，控制感染。必要时输血、血浆，维持有效的循环血量。

三、术前健康指导

提供疾病护理知识，向患者说明非手术期间禁食、胃肠减压、半卧位的重要性，教会患者注意腹部症状和体征的变化。

四、术后护理

1.常规护理

按普外科术后一般护理指南。

2.观察病情变化

术后密切监测生命体征的变化，定时测量体温、血压、脉搏。对术后持续高热或3d后又高热的患者，及时报告医师；呼吸频率增快者，给予吸氧，采取半卧位；经常巡视患者，倾听主诉，注意腹部体征的变化，观察有无膈下或盆腔脓肿的表现；发现异常及时通知医师，配合处理。对危重患者尤应注意循环、呼吸、肾功能的监测和维护。注意呕吐情况，保持呼吸道通畅。

3.卧位与活动

患者手术毕回病房后，给予平卧位。全麻未清醒者头偏向一侧。全麻或硬膜外麻醉患者平卧 6h，待血压、脉搏平稳后改半卧位，可减轻腹部张力，有利于切口愈合。根据病情及时正确协助患者采取有效的半卧位：上半身抬高与床铺的水平面呈 45°～60°，两膝屈曲，并鼓励患者多翻身、多活动，预防肠粘连。

4.引流管护理

正确连接各引流装置，有多根腹腔引流管时，贴上标签标明各管位置，以免混淆。注意观察引流管周围皮肤有无红肿、破损，观察引流液是否外漏或渗出。观察腹腔引流情况，对负压引流者及时调整负压。妥善固定引流管，防止脱出或受压（防止患者变换体位时压迫引流管或牵拉而脱出，并减少牵拉引流管引起的疼痛）；记录引流液的量、颜色、性状、残渣等，准确记录 24h 引流量，并注意引流液量和质的逐日变化；经常挤捏引流管，以防血块或脓痂阻塞，保持腹腔引流通畅，预防腹腔内残余感染，患者感到腹胀伴发热，应及时检查管腔有无阻塞或引流管脱落。更换引流袋（或瓶）及敷料时，应严格执行无菌操作，引流袋（或瓶）内保持无菌，每日更换 1 次无菌袋（或瓶），引流管远端接引流袋时，先消毒引流管口后再连接，以免引起逆行性感染。当引流液量减少、色清、患者体温及白细胞计数恢复正常，可考虑拔管。

5.切口护理

观察切口敷料是否干燥，有渗血、渗液时及时更换；观察切口愈合情况，及早发现切口感染的征象。

6.禁食、胃肠减压

术后继续禁食、胃肠减压（引流物阻塞时，可用注射器将阻塞物抽出，或使用温开水冲管）。胃肠减压管拔管前应先行拔管试验，如患者无明显腹胀或恶心、呕吐等不适症状时可拔管，肠蠕动恢复后，拔除胃管，逐步恢复经口饮食。

7.补液、给药和营养支持

根据医嘱，合理补充水、电解质和维生素，必要时输注新鲜血、血浆，维持水、电解质、酸碱平衡；给予肠内、外营养支持，促进内稳态合成代谢，提高防御能力。术后继续应用有效抗生素，进一步控制腹腔内感染。

8.基础护理

保持床单位整洁，皮肤及毛发、指甲清洁、干燥。禁食期间做好口腔护理，每日 3 次；留置导尿管患者消毒尿道口，每日 2 次。

9.预防肺部并发症

注意保暖，给患者做治疗或护理时只暴露必要部位，在病情许可情况下，嘱患者做深呼吸，每日 2 次，每次 5～10min。给患者拍背帮助咳嗽，或做雾化吸入，使排痰通畅、肺部气体交换良好。

10.心理护理

术后多数患者怕疼不敢活动，怕影响切口愈合拒绝半卧位，应耐心细致地劝说，使其认识到半卧位的必要性，消除不必要的顾虑和恐惧，增强患者的信赖感和安全感，以取得合作。

五、术后健康指导

（1）饮食指导。讲解术后恢复饮食的知识，鼓励其循序渐进，少食多餐，进食富含蛋白质、热量和维生素的食物，促进手术创伤的修复和切口愈合。

（2）解释术后早期活动的重要性，鼓励患者卧床期间进行床上活动，体力恢复后应尽早下床走动，促进肠功能恢复，防止术后肠粘连。

（3）做好出院患者的健康指导，术后定期门诊随访。

第五节 胆囊结石

一、定义

胆囊结石为发生在胆囊内的结石，主要为胆固醇结石和以胆固醇为主的混合性结石，常与急性胆囊炎并存，其主要表现为右上腹疼痛，成年人多见。单纯胆囊结石约 30%患者终身无症状，有的仅有轻微的消化道症状，当结石嵌顿于胆囊颈部时则出现胆绞痛、墨菲征阳性、右上腹局部压痛和肌紧张。

二、术前护理

1.饮食护理

指导患者选用低脂、高蛋白饮食，适当增加纤维素的含量，少食多餐。

2.病情观察

对于胆囊结石伴胆囊炎急性发作的患者，观察其体温、脉搏、呼吸、血压，观察腹痛的部位、性质及程度；评价镇痛的效果，行胃肠减压者注意观察胃液的颜色、性质和量；注意患者皮肤有无黄染、粪便颜色变化，以判断有无黄疸发生，进而确定有无胆道梗阻。及时发现有无感染性休克征兆。

三、术前健康指导

（1）术前禁食胆固醇含量较高的食物（如肥肉、动物内脏、蛋黄等），以及产气食物（如牛奶、豆制品等）。术前常规禁食 10～12h，禁水 4～6h。

（2）术前戒烟，指导患者深呼吸及有效咳嗽，痰液黏稠者给予雾化吸入。

（3）术晨嘱患者更换病员服，取下活动义齿、眼镜、贵重物品交与家属保管。

四、术后护理

1.病情观察

密切监测生命体征变化，观察有无上呼吸道感染及术后切口感染。

2.术后卧位及呼吸道护理

全麻未完全清醒患者应去枕平卧位，头偏向一侧。禁食、禁水，术后 6h 可鼓励患者轻声咳嗽和多做深呼吸运动，定时协助翻身、叩背，鼓励有效咳嗽时按压切口，避免腹壁震动引起切口疼痛，痰液难以咳出可给予雾化吸入，每日 2 次。

3.引流管的护理

保持腹腔引流管通畅，注意观察并记录引流液的颜色、性状和量。妥善固定，防扭曲、防脱落。

4.饮食护理

禁食期间给予口腔护理每日 3 次，术后第 1 天可试进食少许温开水，如无腹胀或肛门已排气，则可进食少许低脂流质饮食（如米汤、果汁等），逐渐向普食过渡，以高蛋白、高热量、高维生素、低脂肪为主，适当增加纤维素的含量。

5.活动指导

应尽早下床活动，以避免下肢静脉血栓形成。

五、术后健康指导

（1）帮助患者了解急性胆囊炎及胆囊结石的知识，给予患者心理支持和生活照顾。

（2）术后给予患者低脂、低胆固醇、清淡饮食；选用含植物纤维高及有降低胆固醇作用的食物，如绿叶蔬菜、萝卜、豆类、水果、粗粮、香菇、木耳等。

（3）术后 1 个月内避免剧烈活动、重体力劳动。适当进行体育锻炼，提高机体抵抗力。

（4）加强自我护理能力，保持局部伤口清洁、干燥，定期进行超声检查，如出现腹痛、黄疸、发热等症状应立即复诊。

第六节　气管及支气管异物

一、定义

气管及支气管异物是耳鼻喉科常见危重疾病之一，分为内源性及外源性两类。前者为呼吸道内的假膜、干痂、血凝块等阻塞，后者为外界物质误入气管、支气管内所致。通常所指的气管、支气管异物属于外源性异物，是常见急症之一，多发生于 5 岁以下儿童，偶见于成年人。

二、护理

（1）密切观察患者的呼吸情况，使其安静，如果患者为儿童，应避免哭闹不安而引起的异物移位并且增加耗氧量。准备好氧气、负压吸引、气管切开包等急救物品，完善术前准备，与手术室联系，做好支气管镜检查的准备。

（2）如呼吸困难骤然加重，应立即给予吸氧，并告知医师，及时采取必要的治疗措施，但忌用吗啡、哌替啶等抑制呼吸的药物。

（3）注意观察有无呼吸道感染的早期征象，如体温升高、咳嗽、多痰等均提示有感染存在，应与医师联系，以便及时处理。

（4）对于已确定将实施气管镜检查的患者，护理人员应积极配合医师做好各项术前准备工作（包括禁饮及术前用药等）。并应详细向患者及家属介绍手术的过程和必要性，术中和术后可能发生的各种并发症，配合治疗及护理的注意事项等，取得同意手术的承诺，并签署手术同意书。

（5）对于婴幼儿患者，实施支气管镜检查并取出异物，有时术后会发生喉水肿，引起呼吸困难。因此，术后应遵医嘱及时给予吸氧、抗生素和激素治疗，以防窒息、感染和喉水肿的发生。应特别注意呼吸形态，如有严重的呼吸困难发生，经药物治疗和吸氧等仍无缓解，并呈进行性加重时，应及时告知医师，予以处理，必要时须施行气管切开术。

（6）全麻术后，及时吸净患者口腔内及呼吸道分泌物；麻醉尚未清醒前，头偏向一侧，防止误吸分泌物。

（7）进行卫生宣教，向患者及家属讲解防止气管、支气管异物发生的保健知识，如婴幼儿避免进食花生、瓜子、豆类等带硬壳的食物，小儿进食时不可嬉笑、哭闹、追逐，纠正小儿口中含物的不良习惯，以免异物误吸呼吸道。帮助患者家属正确认识呼吸道异物的危险性及预后。

第七节　气管切开术

一、定义

气管切开术是一种切开颈段气管前壁并插入气管套管，使患者直接经套管呼吸的急救手术。

二、术前护理

1.物品准备

备好手术器械包、吸引器、合适的气管套管、麻醉用物及抢救用物与药物。

2.给予充分吸氧

缓解缺氧状况。

3.心理护理

呼吸困难患者情绪常较紧张、烦躁不安，应做好解释工作，安慰患者，解除恐惧心理，以便配合手术。

4.病情观察

术前及术中均应密切观察患者呼吸、血压、脉搏、意识及全身情况，做好人工呼吸及其他抢救准备，严防发生窒息。

5.备皮、剃须

若紧急情况下例外。

6.体位

应配合医师迅速摆好手术体位，常规体位为仰卧头后伸位，肩下垫一小枕。若垫肩后呼吸困难加重，则可待切开皮肤、分离颈前组织后再垫肩。

三、术前健康指导

（1）给予新鲜蔬菜、瘦肉、菜汤、鱼汤等饮食，以保证充分的营养。术前禁食10h，禁饮4h。

（2）手术前晚放松心情，保证充足的睡眠。

（3）向患者讲解漱口液的使用方法及目的。

（4）术后患者会出现不同程度的语言交流障碍，请家属为患者准备好纸和笔，并与患者协商建立一种特殊的肢体语言交流方式。

（5）贵重物品交与家属保管，义齿应取下。

（6）术晨应穿好病员服，在病房等待手术。

四、术后护理

1.体位与饮食

早期取平卧位，头部稍低，以利于呼吸道分泌物引流，恢复期取半卧位，予以流质或半流质饮食，进食时需防止食物误吸，应指导患者进食时取坐位或半坐卧位，头稍前倾，吞咽时做深呼气，然后屏气将食物吞下，必要时予以鼻饲。

2.专人护理

昏迷、麻醉未清醒、烦躁不安、病情稳定者及儿童等应专人护理，适当约束，防止抓脱气管套管，其他患者应加强巡视，并备好急救器械，如吸痰器及吸痰用物、立灯、剪刀、止血钳等。

3.病情观察

严密观察伤口有无渗血、渗液，颈部皮下有无气肿及呼吸、血压、脉搏的变化，及时发现异常给予迅速处理。

4.保持气管套管的通畅

保持气管套管的通畅是术后护理的关键。气管切开后，必须保持气管套管的通畅和清洁。有分泌物咳出时，应立即用纱布擦净；痰液黏稠或因疼痛不易咳出者，应及时用吸痰器吸出，内导管应按时清洁与消毒，一般 6h 清洗、煮沸消毒 1 次，如分泌物较多，应增加次数。取出内导管的方法是用左手按住外套管套，右手转开管上开关取出，防止气管套管全部取出。

5.气管套管阻塞或脱出时的处理

气管切开后，呼吸应通畅无阻，若患者再次出现呼吸困难，应考虑由以下 3 种情况所致，应及时处理。

（1）内导管阻塞：迅速拔除内导管，清洁消毒后再放入，呼吸即可改善。

（2）外导管阻塞：滴入抗生素药物，吸出管内深处的痰液，必要时更换气管套管。

（3）外套管脱出：立即将原气管套管插入气管内，并经常检查系带松紧度和牢固性，防止脱管，带子松紧度以能容纳一指为度。严防因脱管致窒息。

6.保持下呼吸道通畅

保持室内温度和湿度，温度宜为 22℃左右，相对湿度宜为 70%左右，以利于痰液的咳出。用雾化吸入疗法和定时通过气管套管滴入湿化液，以利于痰液的排出，防止套管内结痂阻塞，并能防止感染。

7.防止感染

气管切开后，由于痰液的污染，伤口容易感染，应每天换药一次，更换气管垫 2 次；污染时随时更换，鼓励患者咳嗽排痰，及时清除分泌物，保持伤口清洁，减少伤口及肺部感染的机会。

8.心理护理和生活护理

气管切开后，患者暂时失去讲话能力，病情变化或有需要时也不能表达，患者易产生烦躁、焦虑不安情绪，应耐心做好解释安慰，细心观察病情及询问患者的需求，协助患者做好日常生活护理，为清醒的患者备好纸笔，以方便与患者进行沟通，鼓励患者使用手势及体态语言表达要求。

9.带气囊气管套管的护理

应每小时放气 5min，以防止气管黏膜的压迫坏死，放气前应吸出下咽部痰液，放气后嘱患者做咳嗽动作，防止误吸。

10.拔管护理

若喉阻塞或其他危险解除，可考虑拔管，拔管前应试堵管 24～48h，如堵管后患者活动、睡眠时呼吸通畅平稳，可在次日早晨拔除气管导管，伤口应用蝶形胶布拉拢固定，数日后多可自愈。拔管时及拔管后 1～2d 应密切观察呼吸情况，嘱患者不要远离病区，便于观察及出现异常时及时处理。

11.带管出院患者的护理

应指导患者及家属学会气管套管的取出、清洁、消毒和放入内气管套管的方法；气管垫的更换方法及脱管、阻塞内管时的紧急处理方法；指导制作小口罩的方法及教育患者勿游泳，洗澡时水勿对着气管套口，严防异物进入气管套管内，勿到人多及空气污浊的地方等。

第八节　下肢静脉曲张

一、定义

下肢静脉曲张是指单纯涉及隐静脉和浅静脉伸长、纡曲而呈曲张状态，多发生于从事持久站立工作、体力活动强度高，或久坐少动者。

二、术前护理

1.心理护理

向患者解释造成下肢静脉曲张的原因和诱发因素、手术治疗的必要性，了解患者所存在的顾虑，尽可能地予以解除，使患者能安心配合治疗，对医护人员的措施有相当的信任。

2.病情观察

应警惕静脉曲张破裂出血，大多发生在足靴区及踝部，一旦发生，立即抬高患肢和局部加压包扎，必要时缝扎止血。

3.卧位和活动指导

卧床时抬高患肢20°～30°，以利于静脉回流；行走时应使用弹性绷带或穿弹力袜；维持良好姿势。

4.皮肤护理

（1）下肢静脉曲张严重时可造成皮肤溃疡，应坚持每日换药和50%硫酸镁湿敷创面。

（2）下肢皮肤薄弱处应加以保护，以免破损。可抬高患肢，在薄弱处用棉垫包裹，避免创伤。避免长时间压迫局部皮肤。

5.饮食护理

鼓励患者多食水果、新鲜蔬菜等富含纤维素的食物，以保持大便通畅，防止便秘；肥胖者应控制高热量食物，应有计划减轻体重，以减轻下肢静脉压力；女性患者尽量避免服用避孕药；禁烟、酒。

三、术前健康教育

（1）向患者解释造成下肢静脉曲张的原因及诱发因素、危险因素、手术治疗的必要性，了解患者所存在的顾虑，尽可能地予以解除，使患者能安心配合治疗，对医护人员的措施有相当的信任。

（2）指导患者穿脱弹力袜，最佳时间是在早上下床前，或在穿弹力袜前将腿抬高5～10min后穿上，一直到夜间上床后再脱掉。穿袜必须保证腿部皮肤的干燥（必要时可使用爽身粉），使用橡胶手套能增加手部与弹力袜间的摩擦力，从而使穿脱更加方便。

（3）生活中应保持良好姿势，勿长时间站立、坐位或双膝交叉。

（4）饮食方面切实遵循饮食治疗原则和计划，安排好营养食谱。

四、术后护理

1.病情观察

（1）观察生命体征：每小时测量血压、脉搏 1 次，连续测量 6 次，直至平稳。如脉搏加快或血压下降，则考虑有出血可能，应及时观察伤口，采取必要措施。

（2）观察手术切口：如切口和皮下渗血情况，以及切口周围有无感染征象。

（3）观察血液循环情况：弹力绷带包扎后应注意观察末梢循环，以能扪及足背动脉搏动和保持足部正常皮肤温度为宜，如有异常立即报告医师。

2.卧位与活动指导

卧床时，患肢抬高 20°～30°，以利于静脉回流。卧床期间鼓励患者行足背伸屈活动。术后 24～48h 可下床活动，但需穿弹力袜或用弹力绷带，避免过久站立，下肢过早负重。避免静坐或静立不动。

3.引流管的护理

若患者腿部置有引流管，应妥善固定引流管，接负压引流器，每日严格按照无菌原则更换引流器 1 次，并记录引流液的量、性状和颜色。应保持引流器在切口平面以下，以免引流液逆行，引起感染。经常从近端向远端挤压引流管，防止血块或脓液堵塞引流管，防止引流管的折叠，以保持引流通畅。当引流液量逐渐减少、颜色逐渐变淡，可考虑拔管。

4.切口护理

（1）观察切口有无出血，保持敷料清洁、干燥，并观察切口愈合情况。一般 7d 拆线，营养不良者如糖尿病患者或老年患者可根据伤口愈合情况延长拆线时间。

（2）防止切口感染。

1）术后即应用抗生素，防止切口感染。

2）保持敷料清洁、干燥，避免污染。

3）若敷料污染或脱落，应及时更换。

5.疼痛护理

（1）可进行心理疏导，说明术后疼痛的原因，鼓励患者说出疼痛的感觉。和患者交谈，转移其注意力，或播放轻音乐以缓解患者紧张的情绪等。

（2）必要时可遵医嘱使用止痛药物，如曲马多、布桂嗪等，或由麻醉医师安置镇痛泵，提供持续或间断的镇痛作用。

6.饮食护理

麻醉效应过后即可进食营养丰富、无刺激、易消化普食。

7.基础护理

术后禁食期间，给予口腔护理，每日 3 次。如留置尿管，会阴擦洗，每日 2 次。

五、术后健康教育

（1）告知患者维持弹力绷带包扎约 2 周。出院后仍需穿弹力袜或用弹力绷带 1~2 个月，晚上睡觉时将患肢抬高 20°~30°。

（2）指导患者平时应注意体位，勿长时间站立、坐位或双膝交叉，以防静脉回流障碍时发生足背、足趾水肿和细动脉闭塞。

（3）告知患者术后 6 个月至 1 年内可能有下肢酸痛或麻木感。

（4）鼓励患者坚持适量运动，如走路、游泳、脚踏车等较缓和的运动。

（5）保持大便通畅，避免肥胖，合理制定营养食谱。

（6）告知患者吸烟会使血压升高及动脉、静脉受损，鼓励患者戒烟，特别是家属要积极协助患者戒烟。

第三章 常见急危重症护理

第一节 心律失常

一、概述

心律失常，是指心跳的速率和节律发生改变。严重心律失常是指由于心律失常而引起的严重血流动力学改变，并威胁患者的生命。常见的严重心律失常包括：快速型心律失常中的阵发性室上性心动过速、阵发性室性心动过速、心室颤动、快速心房颤动、心房扑动等；缓慢型心律失常中的严重窦性心动过缓、高度窦房阻滞、II度II型房室传导阻滞及完全性房室传导阻滞等。

（一）病因与发病机制

1.病因

心脏的功能、血供、代谢和神经调节异常均可引起心律失常。常见原因如下。

（1）生理性因素：精神兴奋，情绪激动，过度劳累，过量吸烟及饮酒、饮咖啡，剧烈活动等。

（2）病理性因素：主要为各种器质性心脏病，如冠心病、风湿性心脏病、高血压性心脏病、心肌炎、心肌病、肺心病等。

（3）药物中毒：如洋地黄、奎尼丁、锑剂中毒。

（4）电解质与酸碱紊乱（如低血钾、高血钾、低血钙、酸中毒等），某些心脏的特殊检查如心导管检查、心脏手术。

（5）其他系统疾病（如甲状腺功能亢进、胆囊炎、胆石症、颅内压增高等），多种感染，高热，缺氧，低温。

由于心脏内冲动发生与传导的不正常，而使整个心脏或其一部分的电活动变为过快、过慢或不规则，或者各部分电活动的程序发生紊乱。严重心律失常的危害在于心排血量减少和血压降低，影响脑、心、肺、肾等重要脏器的供血。

2.发病机制

冲动形成异常、冲动传导异常或二者兼而有之。

（1）冲动形成异常：窦房结、结间束、冠状窦口附近、房室结的远端和希氏束-浦肯野系统等处的心肌细胞均具有正常自律性。自主神经兴奋性改变或其内在病变，均可使自律性受到影响。此外，原来无自律性的心房、心室肌细胞在心肌缺血、药物、电解质紊乱等病理状态下，出现异常自律性的形成。低血钾、高血钙、儿茶酚胺浓度上升与洋地黄中毒时，也可导致持续性快速性心律失常。

（2）冲动传导异常：折返是所有快速性心律失常中最常见的机制。产生折返的基本条件是：①心脏两个或多个部位的传导性和不应性各不相同，相互连续形成一个闭合环。②其中一条通道发生单向传导阻滞；另一通道传导缓慢，使原先发生阻滞的通道有足够的时间恢复兴奋性；③原先阻滞的通道再次激动，从而完成一次折返激动。冲动在环内反复循环不已，产生持续性快速性心律失常。程序刺激或快速起搏能诱发或终止折返性心律失常，但不能诱发或终止自律性增高所致的心动过速。触发活动引起的心律失常对超速起搏的反应是使心率加速。冲动传导至某处心肌，如适逢生理性不应期，可形成生理性阻滞或干扰现象。传导障碍并非由于生理性不应期所致者，称为病理性传导阻滞。

（二）病情评估

快速心律失常可使心脏病的患者发生心绞痛、心力衰竭、肺水肿、休克。心率过于缓慢的心律失常可发生阿-斯综合征，引起晕厥或抽搐。严重心律失常时如不及时处理可以加重病情，甚至危及生命。

1.病史及主要症状

（1）了解心律失常发生时的症状与感觉，如有无心悸、晕厥、意识状况、出冷汗、脸色苍白等。

（2）诱发因素，如烟、酒、咖啡、运动与精神刺激。

（3）心律失常的频率与起止方式。

（4）心律失常对患者的影响及后果。

（5）严重心律失常时可出现头昏、乏力、胸闷、晕厥，甚至抽搐、昏迷等。

（6）心功能正常、无活动性病变的心房颤动患者，除心悸外可无其他症状，而有心脏病者的心房颤动可加重或导致心力衰竭。

2.主要体征

（1）听诊：心率、心律、心音。①心率加快或减慢。②心律不齐。③心脏有杂音或奔马律。

（2）血压改变：快速性心律失常会引起血压下降。

（3）心电图改变：因心律失常的类型不同，十二导联心电图检查了解心电图各波的形态、节律、频率与 P-R 间期等，以及 P 波与 QRS 的关系。

（4）有室性期前收缩的 Q-T 间期延长综合征，易演变为室性心动过速或心室颤动，AMI 早期出现严重的室性期前收缩往往是心室颤动的先兆。

3.辅助检查

心律失常间歇发作的患者，有时心电图检查难以发现。

（1）24h 动态心电图检查或事件记录：以了解心悸与晕厥等症状，其发生是否与心律失常有关，明确心律失常或心肌缺血发作与日常活动的关系，协助评价抗心律失常药物的疗效、起搏器或埋藏式自动心脏复律除颤器的疗效，以及是否出现功能障碍等。

（2）运动试验：运动状态时，患者的心率、心律、血压变化。

（3）经食管心房起搏术：将电极导管放置于食管的心房水平，可做快速起搏或程序电刺激，同时可以记录食管心电图。食管心电图结合电刺激技术有助于室上性心动过速的诊断，识别心房与心室电活动，确定房室分离，鉴别室上性心动过速伴有室内差异性传导与室性心动过速。房室结折返性心动过速能被心房电刺激诱发和终止。预激综合征患者如无典型心室预激的心电图表现，食管快速心房起搏能使预激图形明显化，有助于诊断。此外，应用快速心房起搏可终止药物治疗无效的某些类型的室上性折返性心动过速。

（4）临床电生理检查。

（三）急救措施

（1）吸氧。持续鼻导管或面罩吸氧，开始流量为 4～6L/min，稳定后改为 3～4L/min。

（2）绝对卧床休息，心电监护，严密监测心电图变化。

（3）床边心电图记录。

（4）床边备除颤仪、起搏器、吸引器。

（5）立即开通静脉通道，给予静脉套管针留置。

（6）药物治疗。根据医嘱正确及时地使用不同的抗心律失常药物。

（四）护理要点

1.一般护理

（1）注意卧床休息，室性心动过速者应绝对卧床。

（2）做好心理护理，消除紧张、恐惧心理。

（3）避免情绪激动，保持病室安静。

2.临床观察

（1）严密观察生命体征及意识情况，注意患者的症状有无改善。如有意识丧失、心搏呼吸停止，应立即进行 CPR。

（2）心电监护：严密观察并记录动态心电监测变化，如心率、心律、血压变化及 ST 段改变，T 波有无异常或出现 Q 波，各种逸搏、室性期前收缩、心室颤动、房室传导阻滞等，并做好电复律准备。

（3）根据病情给予鼻塞吸氧，了解氧疗情况。

（4）阵发性室上性心动过速发作时可压迫眼球或颈动脉窦，刺激咽喉诱发呕吐以减慢心率，停止发作（通过兴奋迷走神经）。

3.药物观察

（1）按医嘱给予抗心律失常药物时，应注意剂量准确，并观察药物的不良反应及疗效。

（2）根据心率、心电波形、血压等及时调节抗心律失常药物。

4.预见性观察

及早发现并发症。患者出现夜间阵发性呼吸困难或突发气促、发绀、心尖部奔马律等，常为心力衰竭的早期表现；若患者出现血压下降、脉率增快、面色苍白、尿量减少（<20mL/h）等，应警惕心源性休克的发生。

二、室性心动过速、心室扑动和心室颤动

室性心动过速、心室扑动、心室颤动是常见的危及生命的心律失常。

（1）室性心动过速，简称室速，常为阵发性，突然开始，又突然结束，是异位起搏点位于心室内的心动过速，是一种严重的心律失常，可以导致心室扑动及心室颤动而死亡。

（2）心室扑动，简称室扑，是心室快速、匀速而无力的收缩。

（3）心室颤动，简称室颤，是心脏完全失去收缩能力而呈蠕动状态，是引起猝死的常见原因。

（一）病因与发病机制

与缺氧、情绪激动、突然用力、疲劳、饱餐有关。常发生于各种器质性心脏病的患者，最常见为冠心病，其次为代谢障碍、药物中毒（洋地黄）、Q-T间期延长综合征等。此外，还有电击、低温麻醉、心脏机械电刺激等。

大多为心室内多个折返中心形成不协调的冲动，经大小、方向不一的传导途径到达心室各部分，形成折返的基础，使心肌细胞的复极速度与不应期的长短不一致性明显增加。

（二）病情评估

1.室性心动过速的评估

（1）心悸、胸闷或呼吸困难、全身乏力、眩晕。

（2）听诊：当心电图有1：1逆向传导时，听诊颈动脉搏动可有大炮音持续存在。如伴宽QRS波群，常能听到宽分裂的心音，有时可听到奔马律。

（3）室性心动过速的心电图特征：①可见连续而迅速出现的宽大畸形QRS综合波，时间超过0.12秒。②T波的方向与QRS主波的方向往往相反。③P波常埋在QRS波群内，

有时可见频率较慢的窦性 P 波与 QRS 波群无固定的显示,形成房室分离。④R-R 间期可以绝对规则,也可有轻度不齐。⑤心室率为 150～200 次/分。⑥室性融合波和心室夺获,表现为 P 波后提前发生一次正常的 QRS 波群。室性融合波的 QRS 波群形态介于窦性与异位心室搏动之间,其意义为部分心室夺获,房室分离、室性融合波和心室夺获是诊断室性心动过速的重要依据。

(4)特殊类型的室性心动过速。①室性自主节律型室性心动过速:心电图特征为发生 3 个或 3 个以上起源于心室的 QRS 波群,心率通常为 60～110 次/分。心动过速的开始与终止呈渐进性,跟随于一个室性期前收缩之后,或于心室起搏点加速至超过窦性频率时发生。②尖端扭转型室性心动过速:为极严重的室性心动过速,常是心室颤动的前兆。

心电图特征:①同一导联上室性 QRS 波的振幅和形态不断改变,呈多形性,每隔 3～10 个心搏逐渐或突然地改变其主波波峰方向,QRS 波尖围绕基线扭转。②常短阵发作,每阵历时数秒至 10 余秒,伴 Q-T 间期延长,T 波高耸、增宽,U 波增大。

2.心室扑动和心室颤动的评估

(1)晕厥、抽搐、昏迷,无心音、血压及大动脉搏动。

(2)心电图特征:①正常的 QRS、T 波基本形态消失,无法辨认,代之以基线的连续波动。②心室扑动波形代之于相对较大的正弦波,振幅大而规则,频率为 150～300 次/分。③心室颤动波形、振幅与频率极不规则,频率为 150～200 次/分。

(三)急救措施

1.休息

立即卧床休息,去除诱发因素。

2.CPR

评估 ABCs,施行 CPR,准备除颤仪。

3.吸氧

鼻导管或面罩吸氧,氧流量为 4～6L/min。

4.建立静脉通道

迅速建立静脉通道，用 18G 或 20G 套管针作静脉留置，滴速＜40 滴/分。

5.监护

常规十二导联心电图监测，密切观察心率、心律、呼吸、血压、神志和全身情况。

6.电复律

当心室颤动、心室扑动或室性心动过速伴有低血压、休克、急性心肌梗死、心力衰竭和脑血流灌注不足时，应迅速电复律。非同步电击除颤首选 200J，若无效，再用 300J、360J 重复。

室性心动过速患者药物治疗无效可给予同步直流电击复律，血流动力学稳定，用 50～100J 复律，若无效，可用 200J、300J、360J 重复。

7.药物治疗

（1）胺碘酮（可达龙）：对于顽固性心室颤动、室性心动过速连续三次电击无效可优选胺碘酮。心室颤动时初剂量为 300mg，室性心动过速时初剂量为 150mg 静脉推注，然后改为 1mg/min 静脉维持 6h，再减为 0.5mg/min 静脉维持 18h，最高剂量一般不超过 2g。

（2）利多卡因：首次 1～1.5mg/kg 静脉推注，无效可重复给药 50～75mg，继而 1～3mg/kg，微泵静脉维持，总极量为 3mg/kg。

（3）普鲁卡因胺：利多卡因无效时可考虑使用，静脉注射 20～30mg/min，直至转为窦性心律，总极量为 17mg/kg，或以 1.0g 溶于 5%葡萄糖注射液 250mL 中静脉滴注，2～4mL/min，总量不超过 1.0g。心律失常控制后可改为口服，0.5～1.0g，每 6h 一次，或以 2～6mg/min 静脉滴注维持。

（4）苯妥英钠：适用于洋地黄中毒引起的室性心动过速，以 125～250mg 稀释于 20mL 生理盐水缓慢静脉注射。

（5）硫酸镁：适用于急性心肌梗死或高血压患者的尖端扭转型室性心动过速。以 25%硫酸镁 10mL 用生理盐水稀释至 40mL，静脉缓慢注射。

（6）其他抗心律失常药物：慢心律、心律平（普鲁帕酮）、溴苄铵等。

（7）起搏治疗：室性心动过速如发生在心动过缓的基础上，如病窦综合征、完全性房室传导阻滞等，经安装起搏器起搏后可不再发作。

（8）手术治疗：常规药物治疗无效者可考虑手术治疗。①心内膜心室切开术：术后心肌功能严重受损，手术死亡率较高。②心内膜切除术：术前心电标测，然后切除局部瘢痕化心内膜，手术死亡率低，但术后复发率稍高。

（四）护理要点

1.一般护理

（1）注意绝对卧床休息，保持病室安静。

（2）做好心理护理，消除不良刺激。

2.临床观察

（1）监测生命体征及心电图各波的形态变化。

（2）注意病情变化，观察发病时意识、心电图及血流动力学改变，以及发作时的持续时间和频繁程度。

（3）确保静脉通道通畅，以保证用药。

（4）给予合适的氧浓度，观察氧疗情况，根据病情变化进行调节和记录。

（5）保持气道通畅，准备吸引器、抢救药品及抢救物品。随时做好 CPR 及除颤的准备。

3.药物观察

（1）观察药物的疗效，根据医嘱和病情变化及时调整心律失常药物并及时记录。

（2）熟练掌握常用抗心律失常药的浓度、剂量、用法，以及药物的作用和不良反应。①利多卡因过量会出现反应迟钝、烦躁等意识改变、抽搐以及心跳变慢等；②胺碘酮会引起血管扩张、血压下降，应注意血压波动、Q-T 间期延长，不能与普鲁卡因胺合用；③使用硫酸镁、苯妥英钠时，应注意监测呼吸、血压、心率的变化。

4.预见性观察

有心搏骤停的可能，即使病情稳定时仍须严密观察。除颤时如出现心搏骤停，应准备氧气、吸引器、急救药品，开放好静脉通路。

三、心动过速

心动过速包括窦性心动过速、房性心动过速、交界性心动过速、阵发性室上性心动过速、心房扑动和心房颤动。本节主要阐述心房扑动、心房颤动和阵发性室上性心动过速。

（1）心房扑动，简称房扑，是指心房内产生 300 次/分左右的规则冲动，引起快而协调的心房收缩。

（2）心房颤动，简称房颤，是指心房内产生 350～600 次/分不规则的冲动，引起不协调的心房颤动。

（3）阵发性室上性心动过速是指起源于心房或房室交界区的快速性心律失常。

（一）病因与发病机制

1.心房扑动与心房颤动

常在情绪激动、手术后、运动或急性酒精中毒时发生。以风湿性心脏病二尖瓣狭窄、冠心病、高血压性心脏病、甲状腺功能亢进最多见，其次有心肌炎、心肌病、缩窄性心包炎、先天性心脏病房间隔缺损伴肺动脉高压。此外，多种感染、低温麻醉、心脏手术、脑血管意外等也可引起，也可见于无明显心脏病者。

其发病机制是由于心房内一个或几个异位起搏点产生的冲动，在心房内传布过程中发生多处微型折返所致。

2.阵发性室上性心动过速

器质性心脏病和全身性心脏病均可引起阵发性室上性心动过速，如冠心病、风湿性心脏病、高血压性心脏病、心肌炎等。其他如药物中毒（洋地黄中毒、锑剂中毒）、电解质紊乱、缺氧、预激综合征等。可发生于任何年龄，多见于 20～40 岁。多数患者并不存在器质性心脏病。

阵发性室上性心动过速的发病机制是由折返、触发预激和自律性异常等所致。

（二）病情评估

1.病史

询问诱发因素、发作的次数、持续的时间和发作时的感觉。

2.主要症状

（1）突然发作，突然终止。

（2）可有心悸、胸闷、头晕、急性胸痛，伴脸色苍白、乏力。

（3）发作时间长可有血压下降、烦躁不安、大汗淋漓，甚至发生心力衰竭和休克。

（4）症状的轻重与发作时的心室率和持续时间有关。

（5）心房颤动有较高的发生体循环栓塞的危险。

3.主要体征

（1）心房颤动。脉律不齐，听诊心律极不规则。心电图特征：①P 波消失，代之以小而不规则的 F 波，频率为 350～600 次/分；②心室率极不规则，100～160 次/分；③QRS 波群形态正常，当心室率过快时发生室内差异性传导，QRS 波增宽变形。

（2）心房扑动。心电图特征：①P 波消失，代之以有规律的锯齿波（F 波），频率为 250～350 次/分；②可形成规则和不规则的房室传导，如 2:1～4:1 或 3:2～4:3 房室传导，故 R-R 间期不等；③QRS 波形态正常，当出现室内差异性传导或原先有束支传导阻滞时，QRS 波增宽变形。

（3）室上性心动过速。心电图特征：①心率 150～250 次/分，心律绝对规则。②QRS 波群形态与时限均正常，当出现室内差异性传导或原有束支传导阻滞时，QRS 波增宽变形。③逆行 P 波（Ⅱ、Ⅲ、aVF 倒置），常埋藏于 QRS 波群内，或位于其终末部分。P 波与 QRS 波群保持恒定关系。

（三）急救措施

1.吸氧

根据病情和医嘱，鼻塞或面罩吸氧，流量为 3～4L/min，持续 SpO_2 监测。

2.开放静脉通道

及时开放静脉通道，立即做十二导联心电图和床边胸部 X 线摄片。

3.监测心率和血压

心电监护和血压监测，如心室率大于 150 次/分，准备立即电复律，如心室率小于 150 次/分，常不予立即电复律。

4.根据情况给予相应的处理

（1）心房颤动或心房扑动：心室率较快。①可静脉推注西地兰 0.4mg，必要时 1h 后可重复推注 0.2～0.4mg，以减慢心室率。②胺碘酮和奎尼丁口服。③也可给予地尔硫草、β 受体阻滞剂如普萘洛尔或维拉帕米 5mg 静脉推注，或普鲁卡因胺 30mg/min 静脉推注。④电复律：如心室率极快、药物治疗无效、循环不稳定、血压降低、出现重要器官低灌注状态时，可用胸外同步直流电击复律。一般心房扑动用 80～100J，心房颤动用 100～150J，如反复电击 3 次或能量达 300J 以上仍无转复，应停止电击复律治疗。

（2）阵发性室上性心动过速。

刺激迷走神经。①屏气法：深吸一口气后屏气，再竭力做呼气动作，直至不能坚持屏气为止。②呕吐：用压舌板刺激患者咽喉部诱发呕吐。③压迫颈动脉窦：患者仰卧，头后仰，偏向按压对侧，用手指在颈部于甲状软骨上缘同水平扪及搏动最明显处，以 2、3、4 三个手指向颈椎压迫，不能两侧同时按，每次不超过 5～10 秒，按压同时听心音，待心率显著减慢后停止按压。④压迫眼球：患者取仰卧位，以手指压迫一侧或两侧眼球约 10 秒，避免用力过猛，以免引起视网膜剥离，青光眼或高度近视者禁用。

药物治疗。①心律平（普罗帕酮）：适用于预激综合征伴室上性心动过速。成人以 70mg 加入生理盐水 20mL 中，缓慢静脉推注。②可达龙（胺碘酮）：以 150mg 加入生理盐水中缓慢静脉推注。对潜在的病窦综合征患者宜慎用。③异搏定（维拉帕米）：以 5mg 加入生理盐水 20mL 中缓慢静脉推注，应注意心率与血压。伴预激综合征者禁用。④西地兰：适用于室上性心动过速伴心力衰竭患者。以 0.4mg 加入生理盐水 20mL 中缓慢静脉推注。伴预激综合征者禁用。⑤腺苷：6mg 快速静脉注射，若无效，1～2min 后再静脉注射 12mg，一次注射量不宜超过 20mg，以免诱发阿-斯综合征。病窦综合征患者禁用，冠心病及老年人慎用。

（四）护理要点

1.一般护理

注意卧床休息，避免不良刺激。

2.临床观察

（1）监测生命体征及病情变化，心电监护。

（2）解除迷走神经张力过高，停用致心动过速的药物，监测电解质情况。

（3）观察和记录发病时的意识、心电图及血流动力学改变，以及持续时间和发作的频繁程度。

（4）确保静脉通道通畅，以保证用药。

（5）观察氧的疗效，根据病情和医嘱调节氧浓度。

（6）保持气道通畅，准备吸引器、抢救药品及物品。

3.药物观察

（1）观察药物的疗效，根据医嘱和病情变化及时调整心律失常药物并及时记录。

（2）使用药物转律时必须心电监护，边推注药物边观察，转律成功立即停止推注，以免引起窦性停止或房室传导阻滞；无心电监护条件时，应边听心音边推注药物。

（3）推注药物时，应根据用药特点掌握推注速度。

（4）熟练掌握常用抗心律失常药的浓度、剂量、用法及药物的作用和不良反应。

（5）使用心律平（普鲁帕酮）、异搏定、ATP 及西地兰（去乙酰毛花苷）时，如一次转律不成功须多次用药时，应注意防止过量，对于老年人和长期服用此类药物者，应提醒医师酌情减量，对病态窦房结综合征者禁用，以防引起心搏骤停。

4.预见性观察

（1）有心搏骤停的可能，即使病情稳定时仍须严密观察。

（2）同步电复律时可出现心搏骤停，应备齐氧气、吸引器，开放好静脉通路，备齐急救药品。

（3）对洋地黄中毒的患者不宜采用电复律。

四、心动过缓

心动过缓包括窦性心动过缓、窦房阻滞、病态窦房结综合征和房室传导阻滞等。以下讨论严重窦性心动过缓和Ⅱ度Ⅱ型以及Ⅲ度房室传导阻滞。

严重窦性心动过缓是指窦房结发出的频率低于 45 次/分，可分为生理性或病理性。严重者有反复晕厥发作，应及时处理，否则可危及生命。

房室传导阻滞是指冲动自心房经房室交界区至心室的传导过程中，冲动因房室交界区发生传导延迟或阻断。房室传导阻滞可为一过性、间歇性和持续性。按阻滞程度可分为三大类：I度、Ⅱ度和Ⅲ度，同一患者可同时存在不同程度的传导阻滞。

（一）病因与发病机制

1.严重窦性心动过缓

分生理性和病理性：①生理性者见于久经锻炼的人。②病理性者见于冠心病、急性心肌梗死、急性心肌炎、心肌病、甲状腺功能减退、中枢神经系统疾病伴颅内高压者，以及应用药物如 β 阻滞剂等，是由于窦房结的自律性降低所致。

2.房室传导阻滞

常见有：①冠心病、急性心肌梗死，特别是下壁心肌梗死时；②多种感染所致的心肌炎，以风湿性心肌炎最常见；③药物中毒，以洋地黄中毒多见；④传导系统的退行性变，以及先天性心脏病有房室间隔缺损时。

由于房室交界区的绝对不应期极度延长，占据整个心电周期，以致所有室上性激动均不能下传到心室。心房与心室分别由两个节律点控制，二者互不相干，形成房室脱节。

（二）病情评估

1.严重的窦性心动过缓

一般无明显症状，可有头晕或头昏、眼花，突发时可引起晕厥。体检心率小于 45 次/分，心律规则。

心电图示有窦性 P 波呈规律出现，P-P 间期延长，大于 1.0 秒，P-R 间期可有轻度延长，常伴有窦性心律不齐。

2.房室传导阻滞

（1）常有疲劳、乏力、头晕、心悸等症状，心率缓慢而规则时，患者可无症状。心率在 40 次/分以下者，可有头晕、目眩，甚至晕厥，出现抽搐、口吐白沫、鼾声呼吸、阿-斯综合征发作，甚至心脏停搏。听诊：II度I型房室传导阻滞第一心音强度逐渐减弱并脱落，II度II型房室传导阻滞第一心音强度恒定，有间隙性心搏脱落，III度房室传导阻滞第一心音强度经常变动，第二心音可正常或反常分裂，间或出现心房音及响亮清晰的大炮音。

（2）心电图特征。①I度房室传导阻滞：P-R 间期>0.2 秒，QRS 波，P-R 间期正常。②II度房室传导阻滞。莫氏I型（文氏现象）：P-R 间期逐渐延长，R-R 间期逐渐缩短，直至 P 波不能下传心室后 QRS 波脱落，形成 3:2～5:4 房室传导阻滞。莫氏II型：P-R 间期恒定，每隔 2 个或数个 P 波后脱落 1 个 QRS 波，形成 2:1、3:1 或 4:1 传导阻滞。③III度房室传导阻滞即完全性房室传导阻滞：P 波与 QRS 波无关，各有其固定的规律，P-P 间期相等，R-R 间期相等，R-R 间期大于 P-P 间期；QRS 波群正常或增宽。

（三）急救措施

1.吸氧

鼻导管或面罩吸氧，流量 3～4L/min，持续 SpO_2 监测。

2.开放静脉通道

及时开放静脉通道，立即检查十二导联心电图和床边胸部 X 摄片。

3.监测心电图和血压

持续心电监护和血压监测，注意心电图和血压的变化。

4.药物治疗

严重的窦性心动过缓主要治疗基本病变，如果心室率低于 45 次/分并有头晕甚至晕厥时，可酌情给予阿托品 0.3mg 口服，每日 3 次，或肌内注射阿托品 0.5～1.0mg，必要时可直接静脉推注。异丙肾上腺素口服 10mg，每日 3 次，如伴低血压者可口服麻黄素 25mg，每日 3 次。若药物治疗无效仍有晕厥反复发作，必要时可安置人工心脏起搏器。

5.传导阻滞

I度、II度I型一般不予处理，但应观察。II度II型房室传导阻滞或III度房室传导阻滞，应给予药物治疗。

（1）阿托品 0.5～2mg 静推注射，适用于房室结阻滞的患者。

（2）异丙肾上腺素 1～4μg/min 静脉注射，用法：1mg 加入 5%葡萄糖注射液或生理盐水 500mL 中缓慢静脉滴注，滴速随心率调节；或 1mg 加 49mL 生理盐水微泵注射，3mL/h 开始根据心率调节，控制心率在 60～70 次/分。

（3）对症状明显、心室率减慢者，应及时给予临时性起搏和永久性起搏治疗。

（4）阿-斯综合征时立即 CPR，行紧急导管起搏术。

（四）护理要点

1.临床观察

（1）监测生命体征、心电监护，动态观察心电图变化如心律、P-R 间期等。

（2）监测电解质、血氧饱和度。

（3）确保静脉通道通畅，以保证用药。

（4）保持气道通畅，观察氧的疗效，根据病情和医嘱调节氧浓度。

2.药物观察

（1）观察药物的疗效，根据心率变化及时调整药物的速度并及时记录。

（2）对于心肌梗死的患者，异丙肾上腺素应慎用，可能会导致心律失常；阿托品、异丙肾上腺素使用不宜过久，超过数天往往会发生不良反应。

（3）熟练掌握常用的阿托品、异丙肾上腺素的浓度、剂量、用法及药物的作用和不良反应。

3.预见性观察

有其他心律失常和心搏骤停的可能，严密观察病情变化，如观察患者的意识、有无头晕、目眩、晕厥、抽搐、口吐白沫、鼾声呼吸、阿-斯综合征发作等。随时做好一切抢救准备。

第二节　心搏骤停

心搏骤停是指各种原因引起的心脏突然停止跳动，丧失泵血功能，导致全身各组织严重缺血、缺氧。

心搏骤停是临床上最危急的情况，心肺复苏术（cardio pulmonary resuscitation, CPR）是最初的急救措施，心肺复苏时间与其存活率有密切的关系。一般情况下，心跳停止 10～15 秒意识丧失，30 秒呼吸停止，60 秒瞳孔开始散大固定，4min 糖无氧代谢停止，5min 脑内 ATP 枯竭、能量代谢完全停止。故一般认为，完全缺血缺氧 4～6min 脑细胞就会发生不可逆的损害。

1956 年 Zol 提出了体外电击除颤法；1958 年美国 Peter Safar 发明了口对口呼吸法，可产生较大的潮气量，被确认为呼吸复苏的首选方法；1960 年 Kouwenhoven 等发表了第一篇有关胸外心脏按压的文章，被称为心肺复苏的里程碑。口对口呼吸法、胸外心脏按压法和体外电击除颤法构成了现代心肺复苏的三大基本要素。

一、病因

（1）冠心病是最常见的原因，其中 70%死于医院外。冠心病猝死 10%死于发病后 15min 内，30%死于发病后 15min 至 2h。

（2）重症心肌炎。

（3）呼吸停止：如气管异物、水肿引起气道阻塞，脑部病变（肿瘤、出血、外伤）导致颅内压增高，可致呼吸停止。

（4）严重的电解质紊乱和酸中毒：严重的低血钾、高血钾、高血镁可引起心脏停搏；酸中毒时细胞内钾外移，血钾增高，同时心肌收缩力减弱。

（5）毒物/药物中毒及药物过敏。

（6）各种原因引起的休克。

（7）溺水和电击伤。

（8）其他中毒：有机磷、鼠药、蛇咬伤等。

（9）麻醉及手术意外：麻醉过深、气管插管及手术牵拉对迷走神经的刺激、心血管检查等，可引起心搏骤停。

二、病情评估

（一）症状与体征评估

（1）意识丧失常伴有抽搐。

（2）心音及大动脉搏动消失。

（3）呼吸困难或停止。

（4）瞳孔散大。

（5）发绀。

但判断依据宜简，主要依据是患者突然意识丧失、颈动脉搏动消失。

（二）心电图特征

1.心室颤动（室颤）

心室肌发生极不规则的快速而又不协调的颤动，心电图表现为 QRS 波群消失，代之不规则的、连续的室颤波，频率为 200～400 次/分。

2.心室自主节律

也称电机械分离，心肌仍有生物电活动，出现缓慢而无效的收缩；心电图表现为宽而畸形、振幅较低的 QRS 波群，频率为 20～30 次/分。此时心脏已丧失排血功能，心音、脉搏消失。

3.心室静止

心电图呈一直线；心房、心室肌完全失去电活动能力，心电图上房室均无激动波可见，或偶见 P 波。

三、急救措施

（一）ABCs 评估

确认患者的心搏呼吸停止，立即平卧置复苏体位，呼叫来人，实施 CPR。当现场一个人急救时，对于以下四种情况：溺水、外伤、药物中毒以及 8 岁以下的儿童呼吸停止，先进行 CPR 1 分钟，再拨打"120"。

（二）辅助呼吸

在医院有条件的情况下，尽早给予有储氧袋的面罩呼吸囊或气管插管人工呼吸机辅助呼吸，早期给纯氧 30min。

（三）心电监护

发现室颤和无脉搏性室性心动过速立即给予 200J 电击除颤；若无效，分别给 300J、360J 再次除颤；连续三次除颤无效，可考虑给药。模式：除颤——给药，除颤——给药。

（四）建立静脉通道

首选近心端或中心静脉给药，其次行气管内给药，其给药剂量是静脉的 2～2.5 倍。

（五）常用复苏药物

（1）心搏骤停的首选药物为肾上腺素 1mg，静脉注射，3～5min 可重复使用，当室颤和无脉搏性室性心动过速引起心搏停止可选用加压素 40U，静脉注射，只用一次量。

（2）对于室性心律失常，首选药物为利多卡因 1.0～1.5mg/kg，静脉注射，维持量 1～3mg/min。

（3）顽固性室颤可用可达龙（胺碘酮）300mg，静脉注射，维持量 1mg/min，微量注射泵维持 6h 后再减为 0.5mg/min，静脉维持 18h。

（4）对于尖端扭转型室性心动过速或疑有低血镁或难治性室颤，用硫酸镁 1～2g，静脉注射。

（5）纠正酸中毒和高血钾，用 5%碳酸氢钠 125mL（成人），根据血气分析调节用量。

（6）调节血压：按医嘱使用多巴胺，不同剂量对血压的调节作用不同。

（7）寻找引起心搏骤停的常见原因并对症处理，如低血容量、低血钾、低体温、中毒、心包填塞、气胸、缺氧、肺动脉栓塞、冠状动脉栓塞等。

四、护理要点

（一）一般护理

（1）置单人抢救室或复苏室，抢救药品、物品应处于应急状态。

（2）抢救场所保持良好的秩序。

（3）抢救过程应及时记录，包括复苏开始时间、用药、抢救措施、病情变化及各种参数。

（二）临床观察

1.评估复苏是否有效

（1）面色、指甲、口唇发绀是否改善或消失。

（2）观察瞳孔有无缩小及对光反应。

（3）有无反射（睫毛、吞咽反射）。

（4）有无自主呼吸。

（5）心电图波形。

2.监测生命体征

重点观察心律失常情况，持续体温、脉搏、呼吸、血压、心率和血氧饱和度监测。

（1）体温过高者及时降温，过低会引起室颤。

（2）注意心率的变化，因此时患者的心脏极不稳定，随时可出现再次停搏，过快、过慢均须及时提醒医师予以处理。

（3）监测血压的动态变化，观察末梢血循环，根据血压与医嘱使用和调节升压药，维持血压在 90～105/60～75mmHg，达到保证组织灌注和防止血压过高的目的。

（4）观察呼吸，监测血氧饱和度和血气分析；SpO_2 维持在 95%以上，每 30min 至 2h 监测血气一次。保持气道通畅，观察气管导管的位置、两肺呼吸音、呼吸机的参数和运转情况。

（5）监测中心静脉压（CVP）、尿量，留置导尿，观察和记录每小时尿量，严密记录

24h 出入量，根据 Bp、HR、CVP 及尿量调整输液速度和量。

（三）药物观察

（1）利多卡因过量会出现反应迟钝、烦躁、抽搐以及心率变慢等。

（2）使用升压药时注意局部渗出和管道通畅情况，有无红、肿、热、痛和皮肤苍白。

（3）多种药物静脉维持时注意配伍禁忌，碳酸氢钠和肾上腺素不能同时在一条静脉上使用。

（4）老年人应慎用甘露醇脱水，因可引起不可逆的肾功能损害，故使用过程中应严密观察肾功能。

（四）预见性观察

1.心律失常

严密监测心率、心律的变化，有无多源性室性期前收缩、RonT、室性期前收缩二联律、三联律、室性心动过速等现象，一旦发现及时处理。

2.弥散性血管内凝血（DIC）

严密观察口腔黏膜、皮肤的出血点，注意监测实验室结果，如凝血酶原时间、凝血谱等项目。

3.多器官功能障碍（MODS）

严密观察呕吐物、大便的次数及性状，注意应激性溃疡的发生，一般因缺氧引起的消化道出血在多器官功能障碍中最早出现。注意球结膜水肿的情况，同时严密观察心、肺、肾等功能。

4.预防感染

加强皮肤、呼吸道、泌尿道的护理，预防感染等并发症。

五、心肺脑复苏

心肺复苏术是针对呼吸、心搏停止所采取的抢救措施，包括基本生命支持（basic life support, BLS）、进一步生命支持（advanced life support, ALS）和持续生命支持（prolong life support, PLS）三部分。而复苏的最终目的是脑功能的恢复，故心肺复苏（CPR）又发展成心肺脑复苏（cardiopulmonary cerebral resuscitation, CPCR）。

2000 年国际心肺复苏新准则有了较大的变革，同时根据临床实证医学的研究和积累，近年来对 CPR 有了新的认识和进展。

（一）基础生命支持

基础生命支持又称初级复苏或现场急救，即 CPR 中的 A-B-C-D 步骤。

1.判断和畅通呼吸道（A）

（1）方法：轻拍或轻摇患者的肩部，呼吸患者的姓名或"喂！你怎么啦"，如无意识则呼叫"来人啦！救命啊"。

（2）患者体位：仰卧位。注意摇动肩部时不可用力过重，以防颈椎骨折使患者损伤加重；呼叫来人时让周围的人协助拨打"120"。如患者摔倒时面部朝下，应小心转动，保护颈椎，将患者双手上举，救护者一手托住患者颈部，另一手扶住肩部转动至仰卧位。

（3）畅通呼吸道：去除口腔和气道的异物和分泌物。

1）开放气道。①压额抬颌（仰卧举颌法）：松开患者的衣领、裤带，一手掌的小鱼际肌置于患者前额使头部后仰，另一手的示指与中指置于下颌或下颏，抬起下颌或下颏，使下颌垂直于水平线。但越小儿童抬起下颌的幅度应越小。②下颌突出法：将双手分别置于患者的两侧下颌，抓紧下颌关节，使下颌往上往前；另外手心用力，使额头往后倾。怀疑有颈椎骨折者应使用该法。

2）判断呼吸。在畅通呼吸道后，用看、听、感觉同时判断呼吸。①方法。看：眼睛看胸廓有无起伏。听：耳听患者呼吸的声音。感觉：面部感觉患者有无呼吸气流。②注意点。畅通气道后方可判断呼吸；观察呼吸 5 秒左右；有呼吸者维持气道通畅的位置；无呼吸者立即做人工呼吸；部分因气道不畅而发生窒息者，在畅通气道后可恢复自主呼吸。

2.人工呼吸（B）

口对口、口对鼻人工呼吸法是现场急救时快速有效的方法。借助术者用力吹气将气体吹入患者气道，以维持肺泡通气和氧合作用，减轻机体缺氧和二氧化碳潴留。

（1）方法：在保持气道通畅的前提下，急救者一手掌的小鱼际肌按住患者前额，其拇指、示指捏紧鼻翼防止吹气时气体从鼻孔逸出。急救者张嘴深吸气，双唇包住患者的口部，形成一个密闭腔，然后用力吹气使胸部上抬。吹气完毕术者抬头换气，并松开拇指、示指。让患者的胸廓及肺依靠其弹性自动回缩，排出肺内的二氧化碳。连续吹气两次，每次吹气 2 秒，潮气量为 700～1000mL（成人），2000 年国际新标准认为应给予较少的潮气量，以防胃扩展。

（2）注意点：①口对口呼吸时应注意自我保护，可先垫上一层薄纱布，有条件者用口对面罩或口对口咽通气管吹气，或使用单向活瓣吹气；②吹气频率为成人 10～12 次/分，儿童（1～8 岁）20 次/分，婴儿（小于 1 岁）20 次/分；③儿童吹气量视年龄不同而异，以胸廓上抬为准。

3.人工循环（C）

建立人工循环是指用人工的方法促使血液在血管内流动，并使人工呼吸后带有新鲜空气的血液从肺部血管流向心脏，再流经动脉，供给全身主要脏器，以维持重要脏器的功能。

（1）判断大动脉搏动。

1）方法：左手仍置于患者的前额，使头部保持后仰，右手触摸患者近侧颈动脉。可用示指及中指指尖先触及气管正中部位，男性可先触及喉结，然后向旁滑移 2～3cm，在气管软组织深处轻轻触摸颈动脉搏动。

2）注意点：①触摸颈动脉时不能用力过大，以免颈动脉受压，妨碍头部血供，检查时间不要超过 10 秒。建立人工循环的方法有两种，即胸外心脏按压和开胸心脏按压。在现场急救中主要应用前一种方法。②未触及搏动表明心搏已停止，注意避免触摸感觉错误（可能将自己手指的搏动感觉误认为患者脉搏）。③判断依据宜简，以意识丧失、大动脉搏动消失为准。

（2）胸外按压术。

1）方法：患者应仰卧于硬板床或地上。如为弹簧床，则应垫一硬板。硬板宽度应超过床的宽度。

2）定位：①胸骨中、下 1/3 交界处。②剑突切迹上二横指，即以右手无名指沿患者肋弓处向上滑移至剑突的切迹，以切迹作为定位标志，将右手示指、中指两指横放在胸骨下部切迹上方，示指上方的胸骨正中部即为按压区，以左手的掌根部紧贴示指上方，放在按压区，将右手掌根重叠放于左手的掌根上，右手的手指插入左手手指间，使两手手指交叉抬起脱离胸壁。抢救者双臂应绷直，双肩在患者胸骨上方正中，垂直向下用力按压，按压利用髋关节为支点。

3）按压频率：成人 100 次/分。

4）按压深度：成年人 4～5cm。

5）按压与呼吸的比：对于成人，无论单人还是双人均为 30:2。

6）按压常见的错误：①按压定位不准确，手指压在胸壁上，造成肋骨或肋软骨骨折、肝破裂、肺损伤、气胸、血胸及心包填塞等；②冲击式按压或按压节律不匀，按压时肘部弯曲，放松时手离开胸壁；③两手指没有重叠而是交叉放置。

7）注意事项：①按压部位要准确；按压力度要适宜；姿势要正确：肘关节伸直，放松时掌根不离开胸壁。②按压平稳，节律均匀，不能冲击式按压；用力垂直，不能左右摆动。③当有效按压时，能触及患者颈动脉或股动脉搏动，肱动脉收缩压≥60mmHg。

（3）婴儿和儿童的心肺复苏要点（＜1 岁为婴儿，1～8 岁为儿童）。

1）判断婴儿意识：拍足跟部，如能哭泣则为有意识。

2）人工呼吸：抢救者可用口贴紧婴儿的口与鼻，施行口对口鼻人工呼吸，婴儿头不可过度后仰，以免气管受压，影响气道通畅，可用一手托颈，以保持气道平直。

3）检查肱动脉：婴儿因颈部肥胖，颈动脉不易触及，可检查肱动脉。

4）胸外按压部位及方法。部位：两乳头连线与胸骨正中线交界点下一横指处。方法：①婴儿仰卧在坚硬的平板上，根据抢救者的手和患儿胸廓大小的不同，用 2～3 个手指轻轻下压 2cm 左右。注意，应避免按压胸骨最下部的剑突。②用抢救者的一只手及前臂托住婴儿的背部，有效抬起婴儿的两肩，使头部后仰，保持气道通畅的位置；另一只手作胸外按压。③儿童仰卧在坚硬的平板上，用一只手掌根按压，频率为 100 次/分，婴儿频率大于 100 次/分，新生儿频率为 120 次/分。④胸外按压频率与人工呼吸的比：儿童和婴儿均为 5∶1，新生儿为 3：1。

4.电击除颤（D）

心肺复苏的黄金程序为 A-B-C-D，但对于目击倒下或心电示波为室颤时，应将 D 放在首位。立即行非同步电击除颤。

（1）部位：除颤仪的两个电极板，一个放置在右锁骨中线第 2 肋间，另一个心尖部的电极板放置在左侧腋前或腋中线第 5 肋间。

（2）电极板的大小：成人使用电极板约 10cm，儿童 8cm，婴儿 4.5cm。

（3）方法（步骤）。①选择能量：成人首次 200J（W/S）电功率，如无效第二次 200～300J（W/S），第三次 360J（W/S）；儿童首次 2J/kg，不成功则 4J/kg。②充电：按除颤仪或电极板上的充电按钮，立即充电到所需的能量。③放电：同时按两个电极板的按钮，给予电击除颤。

（4）注意事项：①电极板上涂导电糊，以增加电流的穿透能力，防止皮肤烧伤。②牢固按压电极板，约用 25 磅的力，以减少胸壁阻力。③电击前观看左右前后，在场人员离开，不要触及患者的身体，喊口令"你让开，我让开，大家都让开，电击"。④反复多次除颤可引起局部皮肤灼伤，可局部涂用蓝油精。⑤连续三次除颤，如不成功则进行药物除颤。⑥快速电极板观察心律。使用时机是没有脉搏或没有循环现象的患者，并且无心电监护仪，紧急情况下可用除颤仪电极板快速观察心律；使用方法是首先直接将电极板放在患者胸部右侧及心尖部位，然后打开示波屏观看心电图波形。

（二）进一步生命支持

进一步生命支持（ALS）是在 BLS 基础上应用辅助设备及特殊技术，建立和维持有效的通气和血液循环，建立有效的静脉通路，识别及治疗心律失常，改善并保持心肺功能及治疗原发病。其中主要包括氧疗与建立人工气道、循环支持和药物治疗。

1.氧疗（A）

尽快给予呼吸道的器材，呼吸道的器材有面罩呼吸囊、袋-活瓣-面罩呼吸囊、气管插管及人工呼吸机等。

2.建立人工气道（B）

呼吸道的器材适宜且固定妥善，并保证足够的有效通气及给氧量。

（1）袋-活瓣-面罩呼吸囊（bag-valve-mask, BVM）：①只使用呼吸囊而无氧连接时，$FiO_2=21\%$。②使用呼吸囊，氧流量 12～15L/min, $FiO_2=40\%～60\%$。③使用 BVM（有储氧袋和活瓣），氧流量 12～15L/min, $FiO2=90\%～100\%$，因此使用袋-活瓣-面罩呼吸囊以保证供氧安全。

（2）袋-面罩呼吸囊（bag-mask）的通气量改变：CPR 时使用口对面罩或有储氧袋面罩呼吸囊给予呼吸时，其潮气量与吸气时间改变为①没有辅助给氧时，潮气量应为 10mL/kg（700～1000mL），每次送气时间至少为 2 秒；②辅助给氧时（$FiO_2≥40\%$），潮气量应为 6～7mL/kg（400～600mL），每次送气时间至少为 1～2 秒。

（3）食管封闭气管导管（EOA）：适用于无自主呼吸的昏迷患者，用一个带有套囊的管子穿插在面罩上，远端开口被软塞塞住，将导管盲端插入食管，面罩盖在口鼻处，给套囊充气以封闭食管，可以防止通气时的胃膨胀和胃液反流。

（4）气管插管：尽早尽快地气管插管可确保氧疗，且有助于防止误吸，利于气道吸引和使用多种通气方式及气管内给药。气管插管最好在 30 秒内完成，同时应注意监测血气和 SpO_2。

（5）环甲膜穿刺：当用各种方法都不能缓解气道阻塞且又情况危急时，可用粗针头经环甲膜穿刺后维持通气。

（6）人工机械呼吸：人工机械辅助通气是一种理想有效的通气方法，可应用定压/定容型呼吸机，常采用间歇正压呼吸（IPPV）或持续气道内正压呼吸（CPAP），当自主呼吸较强时，行同步间歇指令呼吸（SIMV）或同步压力支持呼吸，且不可轻易停用呼吸机支持。如果出现急性呼吸窘迫综合征（ARDS），应改用呼气终末正压呼吸（PEEP）。人工通气的理想指标是：二氧化碳分压（$PaCO_2$）降至 35～45mmHg，氧分压（PaO_2）上升超过 80mmHg。

3.心脏循环支持（C）

除继续人工胸外心脏按压或使用机械胸外心脏按压器外，应尽快建立静脉通道，心电监护以确认心律失常的种类，给予心律异常的合适治疗方式。

（1）主动脉内球囊反搏：在胸主动脉内安置一气囊导管，借助气囊的收缩和舒张来辅助心脏工作，减轻心脏负担，最适合急性心肌梗死患者出现的低心排血量综合征、左心功能衰竭，但其操作与监测过程复杂，且目前尚无资料证明对改善心脏停搏患者的生存有益。

（2）心脏复律。

1）心前区叩击：心搏骤停中室颤占90%，发病不超过1min时心肌尚无明显缺氧，此时给予心前区叩击能产生5J电能，可使部分室颤患者复律。方法：护理人员将左手掌放在胸外心脏按压部位，右手握拳上举25cm向下叩击自己的左手背，叩击一次。

2）心电监护：应用除颤心电监护仪做持续心电监护，以帮助尽早发现心律失常，医护人员必须能识别常见的心律失常并掌握处理方法，以使患者获得最大的安全。

3）电击除颤：电击除颤是室颤最有效的治疗方法，应越早越好，一旦明确为室颤，应尽快使用除颤器。室颤发生早期一般为粗颤，此时除颤易成功，故应争取在1min内进行，如室颤波细小，可注射肾上腺素，变为粗颤波后再行电除颤。

4）建立静脉通道：心脏停搏时，应开通近心端静脉通路，前臂远端静脉和大隐静脉是最不理想的通路。

5）给予合适的药物：心搏骤停时使用的药物和抗心律失常药物。①当心搏停止或无脉搏心电活动（PEA）时，首选药物为肾上腺素。其经典用法为：肾上腺素1mg，静脉注射，每3～5min一次，气管内给药2～2.5mg/次。若不成功可考虑以下方案。中剂量：肾上腺素2～5mg，静脉注射，每3～5min一次；递增量：肾上腺素1mg-3mg-5mg，静脉注射，每3～5min一次；高剂量：肾上腺素0.1mg/kg，静脉注射，每3～5min一次。注意：高剂量并不增加CPR存活率，反而造成急救后心肌功能异常。肾上腺素的作用机制是通过兴奋α受体、β受体来提高冠状动脉的灌注压；其主要作用是增加心肌和外周血管张力，兴奋心室高低起搏点，使心率增快、心排血量增加、冠状动脉血流增加，从而改善心肌缺血缺氧，有利于心脏复跳。②在心室颤动（VF）及无脉搏室性心动过速（VT）连续三次电击后，首选药物是加压素，用法为40U静脉注射，只给一次剂量。加压素是一种抗利尿激素，高剂量时使周围血管收缩，半衰期为 10～20min，因作用时间较长，因此作用优于肾上腺素。加压素经 CPR 被证实：增加冠状动脉灌注量（20mmHg）；增加主要器官的血流量；增加心室颤动的平均频率和脑部氧供给。目前为止，加压素是 VF 急救中可用来代替肾上腺素的急救药物，但对于心跳停止或无脉搏心电活动（PEA），加压素的治疗效果未定。③抗心律失常药物。利多卡因：室性心律失常的首选药物，用于室颤时剂量为 1.0～1.5mg/kg，静脉推注，1～4mg/min 微量注射泵静脉维持，气管内给药 2～4mg/kg。胺碘酮：在 VF 及无脉搏 VT 的治疗中，连续三次电击无效的药物治疗胺碘酮优于利多卡因。用法：VF 时胺碘酮初始剂量为 300mg，静脉推注；无脉搏性 VT 时初始剂量为 150mg，静脉推注；然后 1mg/min 静脉维持 6h，再减为 0.5mg/min 静脉维持 18h，最高剂量一般不超过 2g。不良反应为可引起动脉血压下降（约 16%的患者）和成人呼吸窘迫综合征，故对于呼吸道疾病患者避免使用。普鲁卡因胺：适用于利多卡因禁忌或无效时，剂量为 20mg/min，最大剂量为 17mg/kg，直至心律失常被抑制。阿托品：用于治疗心动过缓、房室传导阻滞和心电静止的患者，剂量为 0.5～1mg，静脉注射。异丙肾上腺素：适用于脉搏缓慢且阿托品应用无效时，用法为 1mg 加入 500mL 液体中，静脉滴注。维拉帕米：用于阵发性室上性心动过速，用法为 5～10mg，静脉注射。

4.查找病因（D）

寻找原因，明确诊断并立即处理。引起心搏骤停且逆转的常见原因概括为 5-H 和 5-T，5-H 为低血容量、缺氧、酸中毒、低/高血钾、低体温；5-T 为毒物/药物中毒、心包填塞、张力性气胸、血栓-冠状动脉、血栓-肺。

5.纠正酸中毒和电解质紊乱

心搏骤停早期大多因通气障碍而引起呼吸性酸中毒，因此须加强通气。当有高血钾、血气分析为代谢性酸中毒时，或心搏骤停心肺脑复苏超过 10min 以上者，则考虑使用碳酸氢钠。碳酸氢钠的剂量宜小，可反复使用，按血气分析结果加以调节，其使用原则为延时、间歇、慎用。电解质中主要是钾、钠、镁和氯的调节，高钾经利尿和补钠、钙调整，低钠一般无须处理，低钙要纠正，但量要适中。要注意水在组织的滞留，以避免加重脑水肿。

6.脑缺氧的防治

一般采用低温疗法，尽早头部降温，配合体表降温，必要时采用冬眠合剂，使体温降至 32～34℃，以降低脑细胞代谢，保护脑细胞。还可以用 20%甘露醇 125～250mL 和地塞米松 10～20mg（每 6h 一次）及清蛋白等。

7.纠正低血压和改善微循环

当自主循环恢复后，既要用升压药提高脏器灌注，也需要用扩血管药加大脉压，降低体循环血管阻力，减轻心脏负荷，改善微循环。休克时应选用正性肌力药物如多巴胺、多巴酚丁胺、间羟胺等；根据不同的血流动力学状态，选用扩动脉或扩静脉药物如硝酸甘油。

8.注意监测和防治多脏器功能衰竭

加强心律、心率、血流动力学、血气、体温、肝肾功能、血凝系统等的监测，尽早采取措施，及时处理，以防治 MOF 的发生。

（三）持续生命支持（PLS）

持续生命支持的重点是脑保护、脑复苏及复苏后疾病的防治，除此之外还应严密监测心、肺、肝、肾、凝血及消化器官的功能。

1.完全性缺血、缺氧的病理生理

脑组织在人体器官中最容易受缺血的伤害，这是由于脑组织的高代谢率、高耗氧和对高血流量的需求。静息时氧供为人体总摄取量的 20%，血流量占心排血量的 15%。脑血流低于 20mL/min 即有脑功能损害，低于 8mL/min 时可导致不可逆性损害。脑内的能量储备很少，所储备的 ATP 和糖原在心搏停止后 5～10min 完全耗竭，脑血流中断 5～10 秒就会发生晕厥，超过 4～6min 脑细胞就会发生不可逆的损害，心肺复苏重建循环后发生或发展的病理生理变化即上述所谓的"无血流"现象，可能是脑细胞死亡的主要原因。另外，缺氧后细胞内钙离子浓度增加也是引起缺血、缺氧后脑细胞死亡的因素之一。因缺血缺氧，脑组织内的毛细血管通透性增加，静水压增高，血管内液体与蛋白质进入细胞外间隙，可形成脑水肿。

2.脑复苏

根据脑缺氧损害发生与发展的规律，脑复苏疗法主要针对四个方面，即降低脑细胞代谢率、加强氧和能量供给、促进脑循环，以及纠正可能引起继发性脑损害的全身和颅内的病理因素。

（1）维持血压：将血压维持在正常或稍高于正常水平，以恢复脑循环和改善周身组织灌注；同时应防止血压过高而加重脑水肿，血压过低而加重脑及其他脏器组织缺血缺氧。

（2）呼吸管理：脑复苏患者一般采用气管插管人工呼吸机机械辅助呼吸，目前研究表明不再主张过度通气，维持 pH 和 $PaCO_2$ 正常即可。因为 CO_2 排出过多会使脑血管收缩、血流减少。

（3）亚低温：对防止脑水肿、降低颅内压非常重要，是脑复苏的重要措施之一。降温时间越早越好，1h 内降温效果最好，最好在复苏的 5～30min 进行，在心脏按压的同时头部用冰帽或冰枕降温，体表大血管处冰敷配以人工冬眠等，一般降至 33～34℃（亚低温）。研究表明，亚低温时脑组织病理损害积分（HDS）和神经缺失积分（NDS）均明显降低。降至 28℃时脑电活动明显呈保护性抑制状态，若降至 28℃以下则易诱发室颤等严重心律失常，故宜采用头部降温法。降温一般需 2～3d，严重者需 1 周以上。

（4）脑复苏药物的应用。

1）冬眠药物：可消除低温引起的寒颤，解除血管痉挛，改善血流灌注和辅助物理降温。可选用冬眠 1 号（盐酸哌替啶 100mg、异丙嗪 50mg 和氯丙嗪 50mg）肌内注射。

2）脱水药物：在血压平稳的基础上及早使用脱水剂。常选用①高渗性脱水剂：有甘露醇、甘油果糖、高渗性葡萄糖、血清清蛋白、血浆等；其作用机制为提高血浆渗透压，水分子逆渗透梯度从脑组织到血浆，使脑组织脱水，脑体积缩小，颅内压下降。须注意甘露醇有可能引起不可逆的肾功能损害，故老年人使用时应慎用。②利尿剂：呋塞米，其特点是作用快、强、短；静脉滴注后 2～5min 利尿，剂量为 20～40mg/次；作用机制为通过利尿剂使机体脱水，大量水分子排出使脑组织脱水，从而使颅内压下降。

3）激素：首选地塞米松，能保持毛细血管和血脑屏障的完整性，减轻脑水肿降低颅内压，改善微循环。常用 10～20mg，静脉推注。

4）促进脑细胞代谢的药物：可使用 ATP 以供应脑细胞能量，恢复钠泵功能，有利于减轻脑水肿；此外，还可应用辅酶 A、细胞色素 C 等与脑代谢有关的药物。

5）高压氧治疗：可增加脑水肿时脑组织的氧供，降低颅内压，改善脑循环，增加局部血供。

6）巴比妥类药物：可用镇静、安眠等止惊药物，对不全性缺血、缺氧的脑组织有良好的保护作用。

（5）转归：不同程度的脑缺血、缺氧经过处理后可能有四种转归，即①完全恢复；②恢复意识，但可能有智力减退、精神异常、肢体功能障碍等；③去大脑皮质综合征，即患者的无意识活动，但有呼吸及脑干功能；④脑死亡，包括脑干在内的脑组织不可逆性损害。

3.维持循环功能

进行心电、血压监护，密切观察心电图变化，发现心律失常及时处理；观察末梢循环，心搏恢复后常有血压不稳定或低血压状态，为判定有无低血容量及掌握好输液量和速度，宜作中心静脉压（CVP）监测。可将 CVP、动脉压和尿量三者结合起来分析，以指导输液治疗。动脉压低、CVP 高、尿少示心肌收缩无力，以增加心肌收缩力为主，如心率慢于 60 次/分，可使用异丙肾上腺素；如心率快于 120 次/分，可使用去乙酰毛花苷，通常以多巴胺最为常用。如果体内液体相对过多，可适当给予呋塞米静脉注射。

4.维持呼吸功能

加强气道管理，保持呼吸道通畅，持续进行有效的人工通气，注意气道湿化和清除呼吸道分泌物，选择适合的通气模式与通气参数，进行血气监测，防止肺部感染，加强抗炎对症治疗，促进自主呼吸尽快恢复正常。

5.纠正酸中毒和电解质紊乱

根据动脉血气、酸碱分析决定碳酸氢钠的用量，监测电解质，及时处理低钾和高钾，纠正低钙。

6.防治肾衰竭

应留置导尿管，观察尿液的颜色，监测每小时尿量，记录 24h 进出量，定时检查血、尿、尿素氮和血肌酐浓度、血电解质浓度，分析尿少的原因，予以相应的治疗。重要的是心跳恢复后必须及时稳定循环、呼吸功能，纠正缺氧和酸中毒，从而预防肾衰竭的发生。

7.观察患者的症状和体征

观察意识、瞳孔、自主呼吸的恢复情况。如果患者瞳孔对光反射恢复，角膜、吞咽、咳嗽等反射逐渐恢复，说明病情好转。

防止继发感染：保持室内空气新鲜，病情许可时勤翻身、叩背，防止压疮的发生；注意口腔及眼部护理；吸痰时严格无菌操作，以防继发肺部感染。

第四章　手术室护理理论

第一节　手术室护理发展

手术室（the operating room）是患者手术治疗和诊断疾病的重要场所，是医院重要的临床技术科室。随着科学技术的不断发展，各种新技术和高端精密仪器设备在医学领域的应用，外科学、病理学及麻醉学等手术相关学科飞速发展。现代手术室起源于 16 世纪的意大利和法国的圆形剧场。1846 年，美国麻省总医院（Massachusetts general hospital）齿科医师 William T.G.Morton 用乙醚麻醉成功地进行了拔牙手术，地点选择在图书馆的阶梯教室里，由此揭开了手术室发展的序幕。

一、手术室的发展

随着外科学的不断发展，手术室从无到有、从小到大、从简单到高端，经历了多次变革。迄今为止，可以归纳为以下四代手术室。

1.第一代手术室

第一代手术室又称为创世纪简易型手术室。19 世纪的手术并非在固定的地方施行，而是在病房或患者家中，也可以在医生的诊所进行。手术大多在自然环境下进行，没有采取预防接触污染和空气污染的措施，手术感染率较高。

2.第二代手术室

第二代手术室又称为分散型手术室，是专门建造的、非封闭建筑的手术室，有供暖、通风设施，使用消毒灭菌技术，手术的感染率明显下降。20 世纪，在欧洲医院的各病房开始配置相应的手术室。1937 年召开的法国巴黎万国博览会上，正式创立了现代模式的手术室。

3.第三代手术室

第三代手术室又称为集中型手术室，是具有密闭的空调且建筑分区保护的手术室。手术环境得以改善，术后感染率在药物控制下开始稳步降低。1963 年，首次出现中央供应型手术室平面布局；1969 年，英国推荐污物回收型手术室，是现代手术室的雏形。

4.第四代手术室

第四代手术室又称为洁净手术室。手术室相对较为集中，但完全独立，具备空气净化层流系统，设备齐全，能满足各种类型的手术需求。1966 年，美国巴顿纪念医院建立第一个层流净化手术室；1986 年，解放军总医院建立我国第一间层流洁净手术室。21 世纪，随着医院信息系统应用与发展，现代一体化手术间、CT 手术间、术中放疗手术间等复合手术间随之出现。1992 年在美国出现了世界上第一间一体化手术室的建设。现代数字化手术室的大量涌现，为患者提供了更安全、信息化、智能化的治疗环境。

二、手术室护理的发展

手术室护理是具有悠久历史的专业，随着手术相关学科的发展和先进理念的传播，手术室护理也在不断发展和完善。

手术室护士的雏形最早是在古希腊，这是目前最早有关手术助手的记录。1875 年，美国约翰霍普金斯大学开始向护士讲授"手术中外科器械的准备"；让护生参观手术室，了解手术中护士的职责。19 世纪后期出现对手术室护士的特征描述：具备灵活的头脑和锐利的眼睛；拥有一种不容易激动或混乱的心境；具备判断不寻常情况的能力；能够提供最大限度的帮助。美国麻省总医院附属的波士顿训练学校让护生参观手术室，并将洗手等无菌技术设立为护生的护理教程。

1894 年，Hunter Robb 外科医师首次提出"手术团队"概念，其中年轻护士和学生担任巡回护士，资深护士担任刷手护士。1910 年美国护士协会（ANA）提出巡回护士须由有经验的护理人员来担任，刷手护士主要以技术为导向。为了提高临床专科护理质量，适应专科护理学的发展，临床护理专家（clinical nurse specialist，CNS）由此产生。1984 年至 1985

年，美国手术室护理协会的护理技术委员会重新定义围手术期护理。现今美国的巡回护士由注册护士担任，而刷手护士由注册护士或外科技师担任。

20世纪40年代后期，第一个专业的手术室护士组织"手术室护士学会"（association of operation room nurses，AORN）在美国成立，并于1969年对手术室护理进行了专业定义。1964年，英国成立全国手术室护士学会（nation association of theatre nurses，NATN）。这两个手术室护士学会的成立是手术室护理发展史上的重要标志，他们确定了手术室的护理标准和要求。1975年，美国护理学会（ANA）和AORN出版了《手术室护理实施基准》，使手术室护理工作趋向系统化、理论化、科学化和规范化。

我国于1997年成立手术室护士的专业组织——中华护理学会手术室专业委员会。2005年，中华护理学会联合香港等地共同举办手术室专科护士师资培训。2008年，中华护理学会手术室专业委员会举办全国首届手术室专科护士骨干师资培训，为全国各地开展专科护士培训拉开了序幕。为了给手术室护理工作撰写一本科学、实用、统一的指导性书籍，2014年5月，中华护理学会手术室专业委员会正式颁布《手术室护理实践指南（2014年版）》，为手术医务人员和卫生行政部门提供了手术室专科护理技术的相关知识和操作规范，也为国家制定手术室相关标准规范提供了具有实践意义的参考依据。2014年10月，中华护理学会手术室专业委员会加入亚太围手术期护理学会，加强国际交流。

三、手术室护理模式的发展

随着"生物-心理-社会"新医学模式的发展，手术室护理模式从关注手术疾病为中心向以患者的健康为中心发展转变。

1.以疾病为中心的手术室护理模式

主要以完成手术任务为中心，主要任务就是熟悉手术医生的手术方式和手术步骤，积极配合手术。

2.以患者为中心的手术室护理模式

根据患者的生理和心理需要，提供最佳的手术期护理，确保患者在手术期间得到最好的护理。

3.以健康为中心的手术室护理模式

实施围手术期护理，包括手术前的访视护理、手术中的护理配合，以及手术后的护理效果反馈如快速恢复、麻醉恢复、疼痛护理等。

四、手术室护理职能的转变

传统的手术室护士扮演着全科护士的职责，以完成手术任务为核心，实施功能制护理。巡回护士负责手术患者病情观察以及手术中物品供应等工作，而刷手护士则负责手术中外科医生的器械传递等手术配合工作。手术室不分专科护理，每天根据手术的需要安排手术室护士工作。现代的手术室护士正在向手术室专科护士发展，手术室专科护士的职能和作用包括以下 3 个方面。

（1）利用专科护士在某一领域的知识、特长和技术为患者和社会人群提供优质的围手术期护理实践和护理服务，促进患者的康复和提高自我手术配合的能力。

（2）对同业的护理人员提供专科领域的信息和建议，指导和帮助其他护理人员提高对患者围手术期的护理质量。

（3）开展手术室专科领域的护理研究并将研究成果转化到本专业领域，推动专业领域的发展。同时，参加专科护理管理工作，参与护理质量、护理绩效考核评价工作和成本效益的核算工作。

第二节　手术室的建筑设计与布局

一、手术部（室）设置和布局基本要求

手术部（室）的建筑布局应当遵循医院感染预防与控制的原则，做到布局合理、分区明确、标志清楚，符合功能流程合理和洁污区域分开的基本原则。

手术部（室）应设有工作人员出入通道、患者出入通道，物流做到洁污分开，流向合理。手术室的建设应符合国家卫生学标准，洁净手术部的设计与建设应符合中华人民共和

国建设部《医院洁净手术部建筑技术规范》及国家其他标准、规范的要求。洁净手术部设计强调平面布局和人流、物流的合理、顺畅。其出发点是充分发挥手术部的功能，尽可能降低交叉感染的风险，全过程控制感染，并以提高手术间使用率为原则，各功能辅助间配置及数量应以能快速启动绿色通道、符合手术工作流程为原则。

（一）建筑环境与布局原则

（1）手术室的位置宜远离院内或周边的污染源，并宜在其上风侧。手术室不宜设在首层和高层建筑的顶层，要求环境清洁。

（2）手术部（室）应当设在医院内便于接送手术患者的区域，宜临近重症医学科、临床手术科室、病理科、输血科（血库）、消毒供应中心等部门，周围环境安静、清洁。医院应当设立急诊手术患者绿色通道。新建手术室设计上应建立与消毒供应中心专用的洁污手术器械通道。

（3）手术室根据功能区域和消毒隔离要求划分为限制区（具有空气净化设施的又称为洁净区）、半限制区（准洁净区）、非限制区（非洁净区）。各区域之间有清晰的标志。

（4）洁净手术部内不同级别洁净手术室应按照从百级、千级、万级的顺序设置，并保证I级、II级洁净手术室处于干扰最小的尽端区域。

（5）感染手术间设置。综合医院手术室必须设置一间以上的感染或急诊手术间，并有负压或正负压互换机械通气设施。其设置应靠近手术室洁净区或无菌区入口处或直接与室外走道相通。

（6）外科手消毒区。每2～4间洁净手术室应单独设立一外科手消毒区，不设门，可设于洁净走廊内。洗手池设置非手动开关龙头。水龙头与手术间之比为1:1～2:1。洗手用水标准应达到生活饮用水标准，宜除菌处理。有暖水供应。

（7）手术室通道。其设计应符合功能流程短捷，人流、物流洁污分明的原则。分为洁净区通道和清洁通道。各手术间分别与无菌（洁净）通道和污物通道相通。无菌物品必须走洁净通道，运载无菌手术器械的清洁电梯出口可以设在洁净区。医务人员、患者、清洁物品尽量从清洁通道进入，术后器械、敷料、医疗废物必须打包后通过污染通道进入污物电梯，污物电梯出口可以设在清洁通道。人、物电梯不设在洁净区，当只能设在洁净区时，出口处必须设缓冲室。非洁净区至洁净区物流入口处设缓冲室（区）或传递窗。缓冲室应有洁净度级别，并与洁净度高的一侧同级，但不应高过 1000 级。缓冲室面积不应小于 $3m^2$。

（8）辅助用房。直接为手术室服务的功能用房，包括麻醉准备间、麻醉诱导间、无菌物品储存间、外科手消毒区等。

（9）设立消防通道。有明显的紧急通道标志及不断电的灯箱指示牌和通道方向指示。有完备的灭火装置。

（10）天花不设入孔（维修），地面不设地漏。洁净手术部入口不设空气吹淋室。在换车处设缓冲区，换车不在洁净区内进行。

（11）手术间内常规用药，基本设施、仪器、设备、器械等物品配备齐全，功能完好并处于备用状态。

（12）手术间内部设施、温控、湿控要求应当符合环境卫生学管理和医院感染控制的基本要求。

（二）手术间的建筑装饰

随着科学的发展，能满足洁净手术室要求的新材料品种繁多，根据实际功能需要及财务能力合理选择。而涂防静电环氧树脂的水泥地面，简单易行，颜色美观，更适合中小医院或低级别手术室。

（1）室内建筑材料应遵循不产尘、不积尘、耐腐蚀、不开裂、防潮防霉、容易清洁、环保节能和符合防火要求的总原则。地面应采用耐磨、耐腐蚀、防滑、易清洗、不易起尘与不开裂的材料，以浅底色为宜。内墙面应采用不易开裂、阻燃、易清洗和耐碰撞的材料，墙面必须平整、防潮防霉。墙壁与地面、天花板交界处呈弧形，防积尘。

（2）洁净手术部内地面可采用涂涂料的水泥地面、水磨石地面、瓷砖地面，也可采用自流平地面、粘贴地面等，以浅底色为宜。

（3）洁净手术部内I级、II级手术室墙面、顶棚可用工厂生产的标准化、系列化的一体化装配方式；III级、IV级手术室墙面也可用瓷砖或涂料，缝隙均应填平。

（4）洁净手术室围护结构间的缝隙，在围护结构上固定、穿越形成的缝隙，均应密封。

（5）洁净手术部内墙面下部的踢脚不得突出墙面；踢脚与地面交界处的阴角必须做成R≥30mm 的圆角。其他墙体交界处的阴角宜做成小圆角。为了便于清洗，避免产生污染物集聚的死角，这是现行国家标准《洁净室施工及验收规范》（GB 50591）所强调的。为避免意外事故发生，要求洁净手术部内墙体转角和门的竖向侧边的阳角宜为圆角，通道两侧及转角处墙上应设防撞板。

（6）洁净手术部内与室内空气直接接触的外露材料不得使用木材和石膏。外露的木质和石膏材料易吸湿变形、开裂、积灰、长菌、贮菌，所以要求在洁净手术室内不得使用这些材料。

（7）洁净手术部如有技术夹层，技术夹层应有足够的净高，方便设备、管道的安装与维修，并应进行简易装修；其地面、墙面应平整耐磨，地面应做好防水和排水处理；穿过楼板的预留洞口四周应有挡水防水措施。顶、墙应做涂刷处理。

（8）洁净手术部内使用的装饰材料应无味无毒，符合现行国家标准《民用建筑工程室内环境污染控制规范》（GB 50325）的要求。

（9）生殖医学手术室严禁采用通过化学黏合剂挤压成型的材料或化工合成材料。

（10）洁净手术室的净高（装饰面或送风面至地面高度）不宜低于 2.7m，进出手术车的门，净宽不宜小于 1.4m，并应采用电动悬挂式自动推拉门，应设有自动延时关闭和防撞击功能。

（11）III级、IV级洁净辅助用房可设外窗，但必须是双层密闭窗。

（12）洁净手术室应采取防静电措施。洁净手术室内所有饰面材料的表面电阻值应在106～108Ω。

（13）洁净手术室和洁净辅助用房内必须设置的插座、开关、各种柜体、观片灯等均应嵌入墙内，不突出墙面。

（14）洁净手术室和洁净辅助用房内不应有明露管线。

（15）洁净手术室的吊顶及吊挂件，必须采取牢固的固定措施。洁净手术室吊顶上不应开设入孔。检修孔均应开在洁净走廊上，并应采取密封措施。

（16）洁净手术部不应有抗震缝、伸缩缝等穿越，当必须穿越时，应用止水带封闭。地面应做防水层。

（三）门诊手术室的建筑设计

门诊手术室主要用于手术创伤小、麻醉要求低、无须住院治疗的小手术，如乳腺肿块切除术、清创术、膀胱镜检查等。宜设在与外科诊室邻近，并隔离为相对独立的封闭的小单元，便于患者预约和手术。虽然其规模小、手术简单，但建设布局、无菌要求与普通手术室相同。

（四）医院手术间数量

应与医院业务及发展规模相适应，根据医院手术科室的床位数及手术量进行设置，满足医院日常手术工作的需要。手术室间数按外科系统床位数确定时，可按 1:20～1:25 的比例计算，即每 20～25 床设 1 间手术室。也可按以下方式计算：

$$A=B\times365/（T\times W\times N）$$

式中：A，手术室数量；B，需要手术患者的总床位数；T，平均住院天数；W，手术室全年工作日；N，平均每个手术室每日手术台数。

二、一般手术部（室）设置和布局

（一）一般手术部概念

由一般手术室与相应辅助房间组成。由于洁净手术部已有国家规范，可以将一般手术部看作洁净手术部中的一个特定形式。

（二）平面布局控制要求

一般手术室控制重点是接触感染，因此可适当降低空气途径感染控制要求。或者说，一般手术部与洁净手术部只是对气溶胶控制要求有所不同，但对接触交叉感染有同样控制要求，即符合《医院消毒卫生标准》。因此，一般手术部通风空调要求降低了，感染控制要求不能因此降低。反之，一般手术部接触交叉感染比空气途径感染控制要求更高。因此，一般手术部必须遵循平面布局与人流物流的基本原则：功能流程合理、洁污流线分明并便于疏散，这样不但有利于消除交叉感染，也降低了空气途径感染控制要求。洁污分明是消除交叉感染的最有效手段，但不等于一定要求分成洁污两个走廊，对于一般手术部完全可以采用单走廊。只要污物在室内打包，利用手术前后的时间差与空间差，完全可以做到这点，但符合污物打包的袋子目前价格不菲。如在经济欠发达地区的乡镇医院，地价与建筑费用不高，设计成双走廊形式也未尝不可。

（三）主要特点

从平面布局到系统配置采用一些经济有效的措施（包括空调系统与控制），去保证所需的手术环境，以降低、控制术后感染。应用范围：对于一级、二级医院或经济欠发达地区的综合医院，手术对象大多是一些普通外科（除去一类无菌手术）、妇产外科等、肛肠外科及污染类等手术中的一般手术。这类手术对室内的悬浮菌控制要求不高，特别是手术区外，悬浮菌影响则更小。

一般手术部可分为受保护区域和无特殊要求区域两部分。较大型的一般手术部，多个手术室与无菌存放形成一个空调系统，突出对手术室等关键区域的保护，而其他辅助用房则自成一个空调系统。小型手术部无须再分系统，利用手术室与无菌存放室正压渗透风量作为其他无人辅助房间送风。

三、洁净手术部（室）设置和布局

洁净手术部的建筑布局、基本配备、净化标准和用房分级等应当符合《医院洁净手术部建筑技术规范》的标准，辅助用房应当按规定分洁净和非洁净辅助用房，并设置在洁净和非洁净手术部的不同区域内。

（一）洁净手术部平面布置

洁净手术部平面组合的重要原则是功能流程合理、洁污流线分明并便于疏散。在洁净手术部中不同洁净度的手术室，应使高级别的手术室处于干扰最小的区域；洁净手术部的尽端往往是这种区域，以达到有效地组织空气净化系统，有利于洁净手术部的气流组织，避免交叉感染，使净化系统经济合理，有利于提高医院的效率。

（1）新建工程建筑柱网的选择应满足洁净手术室用房要求和回风夹墙布置要求。

（2）洁净手术部必须分为洁净区与非洁净区。洁净区与非洁净区之间的联络必须设缓冲室或传递窗。缓冲室与传递窗属洁净区。

（3）洁净区内手术室宜相对集中布置。I级、II级洁净手术室应处于干扰最小的区域。

（4）洁净手术部的内部平面和洁净区走廊应根据节约面积、便于疏散、功能流程短捷和洁污分明的原则，在手术室前单走廊、手术室前后双走廊、纵横多走廊、集中供应无菌物品的中心无菌走廊（中心岛）和各手术室带前室等形式中按实际需求选用。

（5）洁净手术室的面积应符合《医院洁净手术部建设标准》或国家卫生行政主管部门的相关规定。特殊功能的手术室可按实际需求确定面积。

（6）负压手术室应有独立出入口。负压手术室和感染类手术室在出入口处都应设准备室作为缓冲室。

（7）洁净手术部平面中更衣室如分为脱衣区和穿衣区，则后者按洁净室设计，同时作为洁净区与非洁净区之间的缓冲室。淋浴和卫生间应位于更衣室前部的非洁净区。

（8）脱包室应跨区设置，通过墙上传递窗或落地传递窗将物品传递至洁净区（走廊或暂存室）。

（9）人、物用电梯设在洁净区时，出口处必须设缓冲室。

（10）在人流通道上不应设空气吹淋室。

（11）换车处内存放洁车部分应属于洁净区。

（12）缓冲室应有洁净度级别，并与进入一侧同级，但不应高过6级。缓冲室面积不应小于$3m^2$，缓冲室可以兼作他用（如更衣室）。

（13）每2~4间洁净手术室应单独设立1间刷手间，刷手间不应设门；刷手间应设于洁净走廊内，不应影响交通和环境卫生。

（14）应有专用的污物暂存处。

（二）一般洁净手术部的平面布置形式

洁净手术室在手术部中的平面布置方法很多，形式不少，各有利弊，但必须符合功能流程合理与洁污流线分明的原则。各医院根据具体情况选择布置形式及适当位置。一般洁净手术部的平面布置有如下 5 种形式。

1.单通道形式

整个手术部仅设置单一通道，即手术室进患者手术车的门前设置通道。将手术后的污废物经就地打包密封处理后，可进入此通道。

2.双通道形式

双通道即手术室前后通道，将医务人员、术前患者、洁净物品供应的洁净路线与术后的患者、器械、敷料、污物等污染路线分开。日本标准也给出这一形式，说明"把外围走廊作为清洁通道通过"，或者相反"把外围走廊作为使用过污染器材的回收专用通道"。

3.多通道形式

多通道即手术部内有纵横多条通道，设置原则与双通道形式相同。适用于较大面积的大型手术部，使同一楼层内可容纳多排手术室。使医务人员、患者和污染物分开，减少人、物流量和交叉感染。当有外走廊时，外走廊应设计为准洁净区。

4.集中供应无菌物品的中心无菌走廊

手术室围绕着无菌走廊布置，无菌物品供应路径最短，有利于保证无菌水平。在手术室外侧形成快速通道。

5.手术室带前室

一般由刷手间、麻醉准备间、冲洗消毒间和一间手术室组合而成，使用起来方便，减少了交叉感染，但需要增加面积。

以上 5 种形式各有利弊，不能错误地认为只能用某一种（如双走廊）形式而不能用另一种（如单走廊）形式。

（三）洁净手术室的内部平面布置

1.洁净手术室平面规模

由于手术室的面积会出现很大差别，国内的规定低于国外的，国内特大型手术室的面积为 40～50 ㎡。

2.手术室基本配置

洁净手术室基本装备是指需在手术室内部进行建筑装配、安装的设施，不包括可移动的或临时用的医疗设备、电脑及与其配套的设备，洁净辅助用房内的装备设施也不在此基本装备之列。

（1）无影灯应根据手术要求和手术室尺寸进行配置，宜采用多头型；调平板的位置应在送风面之上，距离送风面不应小于 5cm，送风口下面不应安无影灯底座护罩。

（2）手术台长向应沿手术室长轴布置，台面中心点宜与手术室地面中心相对应。

（3）手术室计时器宜采用麻醉计时、手术计时和一般时钟计时兼有的计时器，手术室计时器应有时、分、秒的清楚标志，并配置计时控制器；停电时能自动接通自备电池，自备电池供电时间不应低于 10h。计时器宜设在患者不易看到的墙面上方。

（4）医用气源装置应分别设置在手术台患者头右侧麻醉塔上和靠近麻醉机的墙上，距地高度为 1.0～1.2m，麻醉气体排放装置宜设在麻醉吊塔（或壁式气体终端）上，通过废气回收排放装置排至室外。

（5）医用吊塔或吊架根据手术室使用范围具体确定数量和位置。其中麻醉吊塔安装在手术台头部右侧吊顶上，便于麻醉医生操作的位置。

（6）观片灯联数可按手术室大小类型配置，观片灯或终端显示屏应设置在主刀医生对面墙上。

（7）器械柜、药品柜宜嵌入手术台脚端墙内方便的位置。

（8）净化空调参数显示、调控面板设于门侧墙上。

（9）微压计设于门外墙上可视高度。

（10）能放置电脑工作站的记录板应为暗装，收折起来应和墙面齐平。

（11）如需设冷柜，应设在药品室内，冷柜温度为 4±2℃。

（12）对于综合手术室等新型手术室可按实际医疗需要，对医疗、影像等装备进行调整。

3.洁净手术室卫生学要求

（1）洁净手术部功能布局应合理，必须符合手术无菌技术的原则，并做到联系便捷、洁污分明。既有利于减少交叉污染，有效地组织净化空调系统，又比较经济。但对于负压手术室则要求洁污分流不仅是"分明"，而且不能交叉，以防万一。

（2）洁净手术部房间静态空气细菌浓度及用具表面清洁消毒状况是卫生学的基本要求，应符合本规范及现行国家标准《医院消毒卫生标准》（GB 15982）的规定。

（3）洁净手术部人流、物流由非洁净区进入洁净区必须经过卫生处置，人员应换鞋、更衣。医务（包括医护技、卫生、管理等）人员与患者进出口宜分设。

（4）手术使用后的可复用器械应密封送消毒供应中心集中处理。医疗废弃物应就地打包，密封转运。

（5）进入手术部的物品都有外包装，应先在脱包室脱去外包装，内包装物品可经墙上小传递窗、落地大传递窗或通过门等方式送入洁净区。脱包间如为一间，则紧邻洁净区；如一分为二，一半为脱外包，然后传至另一半暂存室，则后者属于洁净区。

（6）洁净手术室应控制细菌的污染。污染途径通常有如下几种：①空气污染——空气中细菌沉降，这一点已由净化技术控制；②自身污染——患者及工作人员自身带菌。③接触污染——人及带菌的器械敷料的接触。

由污染途径可见，人员本身是一个重要污染源，物品是影响空气洁净的媒介之一（洁净手术室中尘粒源于人的占80%以上）。所以进入洁净手术室的人员和物品应采取有效的净化程序，以及严格的科学管理制度来保证。同时净化程序不要过于烦琐，路线要短捷。

四、复合手术室设置和布局

"杂交手术室"是英文名"hybrid operating room"的直译，更准确的称呼是复合手术室。它把原本需要分布在不同手术室、分期才能完成的重大手术，合并在一个手术里一次性完成。复合手术室主要集成净化手术室、数字化手术室、DSA系统、核心医疗设备（麻醉机、呼吸机、体外循环机等）功能设备组合而成。它是两种及两种以上功能手术的整合。它打破了学科壁垒，借助全新的复合式手术设施，以患者为中心多学科联合，将内外科治疗的优点有机地结合起来。

复合（hybrid）手术室的建筑布局、基本配备、净化标准和用房分级等应当等同于洁净手术部，即应符合《医院洁净手术部建筑技术规范》（GB 50333-2013）的标准，其设计和布局既满足于外科手术又能进行介入操作治疗的多功能需求、多功能分区，实现多学科综合手术同时进行，应当充分考虑介入手术的需求，功能分区明确、独立，流程设置规范，符合无菌手术的要求，并且建筑空间利用率高，扩展性强，实现了最大化的设计方案。

（一）建筑环境

（1）复合手术室一般设置在建筑物中人员干扰较少的部位，同时远离污染源，并位于其上风侧。

（2）复合手术室内应具备麻醉、监护、中心供氧、空气净化等手术室的必需设施和DSA系统。

（3）整个设计过程中，充分考虑到多学科或急诊手术的需要，无论是心脏、脑部介入手术或血管外科手术，均可迅速交替，而且手术室还可以同时开展一位患者多部位手术。

（4）复合手术室对建筑的要求应当按照DSA设备对机房结构的要求设计。

（5）建筑时，除考虑设备自身重量对建筑物承重的要求外，还要考虑机房防护墙体防辐射的因素，一般对架空层机房的承重结构加固处理。

（6）复合手术室周围不适合安装其他大型检查设备，或紧邻不易搬移的部门。

（二）建筑装饰

复合手术室的建筑装饰按照洁净手术室的要求，还应具有以下特点。

1.为方便安装设备时铺设电缆设施，复合手术室机房内应预留地沟空间。

2.安装在架空楼层的内外地面应有100～200mm的落差，以便灵活设置地沟。

3.复合手术室内层高设计要考虑手术无影灯、悬吊式图像显示器、MRI、空调、空气净化流通设备所需的空间，避免与梁、柱的冲突。

4.悬吊式DSA还考虑固定机架的龙骨、电缆桥梁等设施的安装空间，一般龙骨底面净高≥3 000mm。机房墙体应满足放射的要求，采用实心黏土砖砌实，总厚度为370mm，并加防护材料作墙体,总防护强度≥2~2.5mm铅当量。

5.辅助装饰时要充分考虑每个房间的功能需求,合理配置基础设施,特别是给排水、卫浴、强弱供电、网络设施等按使用设施分布节点。

6.复合手术室内所有医疗设备都要采用独立的供电网络、应急供电设备,不能与普通照明、电梯、空调等公共设施或其他大型设备共用。其内部线缆通常分为强电线缆和弱电线缆。

7.复合手术室往往要安装一些负荷较重的医疗设备,如DSA、CT、MRI和吊塔等,在实施方案前需对建筑楼板、顶板的强度进行复核、评估,确保结构安全。特别要注意重型设备安装钢梁或吊塔的重量。

8.重大设备在安装时,还需要考虑设备搬运路径,确保搬运路径不破坏建筑楼面。部分设备不能拆分时,需要考虑货运电梯,通道宽度、门体尺寸等各种情况。

9.由于复合手术室设备会产生一定的射线辐射,需要根据设备的当量来确定射线防护标准,也可以参照设备厂家场地指导作业书。地面和顶面的防护材料可用满足配比要求的硫酸钡水泥来处理,顶面防护也可以在上一层楼面进行,可以避免在楼板打孔锚固设备。

(三)复合手术室对空间设计的要求

1.复合手术室对占地的要求

(1)双球管造影机需要至少8㎡;(2)单球管造影机需要至少7㎡。

2.地面预留空间给下面设施

(1)心血管造影机(MRI、CT)、麻醉机、超声设备、体外循环设备、其他重要设备和预留设备。(2)要求手术床与可移动床的结合,其产品特征如下:三维成像的需要;床可上下浮动,平行移动;有防震动的功能,旋转15°,头侧抬高/降低,15°侧面倾斜;碳纤维材料;各种辅助人性化功能等。(3)设备垂吊或安装在墙壁上的有手术灯、造影注射器、可变焦照相机(摄影机)及影像设备包括生理监护仪、超声图像(经胸、食管、血管内超声和三维超声图像)、造影图像、实时图像和PACS(图像储存与传输系统)等。

（四）复合手术室典型装备

1.复合手术室设备安装内部设计要求

（1）复合手术室内部设计时，要求细致规划送风口、血管造影机、手术无影灯、吊塔、灯带的位置，DSA 的 C 型臂必须具有灵活度和大范围移动的能力，一般分为悬吊式和落地式，悬吊式即通过一个滑轨，把 C 型臂悬挂在天花板上；落地式是把 C 型壁通过一个中心底座安装在楼板上。在复合手术室，考虑到对洁净气流的影响，建议使用落地式 DSA，相比悬吊式更具实用性。

（2）复合手术部对手术床的要求是床面轻巧、移动灵活、床体本身固定、有良好的 X 线透光性及与 C 型臂一体化可控。手术床的长轴应沿手术室长轴布置，台面中心点宜与手术室地面中心相对应。通常为 DSA 原厂配备的导管床。

（3）复合手术室无影灯应根据手术要求和手术室尺寸进行配置，宜采用多头型；调平板的位置应在送风面之上，距离送风面不应小于 5cm，送风口下面不应安无影灯底座护罩。

（4）复合手术室的辐射防护应符合《医用诊断 X 线卫生防护标准》（GB 8279-1987）。

（5）手术室计时器宜采用麻醉计时、手术计时和一般时钟计时兼有的计时器，手术室计时器应有时、分、秒的清楚标志，并配置计时控制器；停电时能自动接通备用电路，备用电路供电时间不应低于 10h。计时器宜设在患者不易看到的墙面上方。

（6）医用气源装置应分别设置在手术台患者头右侧麻醉塔上和靠近麻醉机的墙上，距地高度为 1.0～1.2m，麻醉气体排放装置宜设在麻醉吊塔（或壁式气体终端）上，通过废气回收排放装置排至室外。

（7）医用吊塔根据手术室使用范围具体确定数量和位置。其中麻醉吊塔安装在手术台头部右侧吊顶上，便于麻醉医生操作的位置。

（8）观片灯联数可按手术室大小类型配置，观片灯或终端显示屏应设置在主刀医生对面墙上。

（9）物品存放柜、器械柜、药品柜宜嵌入手术台脚端墙内方便的位置。

（10）净化空调参数显示、调控面板设于门侧墙上。

（11）微压计设于门外墙上可视高度。

（12）能放置电脑工作站的记录板应为暗装，收折起来应和墙面齐平。

（13）如需设冷柜，应设在药品室内，冷柜温度为（4±2）℃。

（14）对于综合手术室等新型手术室可按实际医疗需要，对医疗、影像等装备进行调整。

（15）对各种仪器设备按内部和外围来存放，如血气分析仪、碎冰制冰机、高压灭菌器、人员防护产品等可以放置在手术间的外围，避免室内仪器设备过多，影响操作和空气净化效果。

2.典型复合手术室内血管机的 4 种安装形式

（1）吊顶式安装（Ceiling mounted）。

（2）落地式安装（Floor mounted）。

（3）双平面系统（Bi-Plane System）。

（4）移动系列（Mobile System）。

（五）复合手术室电磁屏蔽处理要求

（1）MR 手术室的六面包括门，要求进行电磁屏蔽处理，自动门采用磁悬浮技术。

（2）磁屏蔽系统由屏蔽壳体、滤波和隔离装置、通风波导、接地装置组成，以消除从外部进入室内各种电缆的电磁噪声。

（3）屏蔽壳体（含墙、顶、地）所采用的屏蔽板必须具有良好的导电磁性能的金属网或金属复合材料，如 1008 钢板等。

（4）所有进入室内的电源线、控制线、信号线和医气管道等必须安装滤波和隔离装置，空调净化送风口、回风口必须安装通风波导（蜂巢式屏蔽通风板）。

（5）手术室屏蔽壳体应采用单点接地，接地电阻≤4Ω，必须小于避雷接地的接地电阻。屏蔽壳体未与地连接时其与地线间的绝缘电阻＞10kΩ。

（六）复合手术室电气安全设计

（1）复合手术室的负荷较大，其总电源直接来自总配电柜，特别是针对高功率设备，应避免中间二级用电分配或制作电缆中间接头，确保电压降在控制范围内，应避免发热量过高而出现过载情况。

（2）一体化复合手术室多属于微创手术、内窥镜手术，手术过程中防止微电击十分重要，医疗设备都应采用隔离供电，手术室、设备间都应等电位接地。手术室内直接接触患者的设备和吊塔、墙壁暗装电源均需接入 IT 电源隔离保护系统。

（3）对于高精密设备，在配电系统内应设计失压保护装置。

（4）应设计有保证系统核心设备正常运行所需的不间断电源（EPS）的供应。

（5）电缆沟槽的预留。由于大量的电源线、数据线需要铺设，后期运行时需要经常性检修。因此，需要设计好可供检修的预留线缆沟槽，为避免信号干扰，强、弱电必须严格分开。对于不能满足规范要求的距离时，应有相应的屏蔽措施。

五、数字一体化手术室设置和布局

（一）数字一体化手术室的概念

数字一体化手术室是指通过悬吊系统将手术相关设备进行集成，如麻醉机、腔镜、血管机、达芬奇机器人等，通过音频、视频传输系统、记录系统、设备控制系统，将手术室设备与医院信息化系统相连接，并完成手术室信息化管理的新型手术室。

数字一体化手术室开始于 20 世纪 90 年代的美国，在国内还处于起步阶段。其优势在于其人体工程学最优化，可根据临床实际需要进行定制化设计，支持手术间快速布局，优化改善手术室工作流程，降低感染风险，为手术室提供高清完整影像链，集结微创手术视音频整合系统完成强大全面的路由功能，符合医院信息化建设需求。连接各种仪器设备的线路被集中在吊塔内，不会发生线路脱落，手术医护人员可以自如地围绕手术台转换方位，这不仅让手术室变得整洁、宽敞，还能有效减少感染概率，确保手术安全。在一体化手术室无菌区内仅用一个触摸液晶屏便可轻易控制所有手术室内的设备，包括内窥镜、手术灯床、摄像机、室内照明等，并通过数字信息传输存储中心及交互式资讯控制中心，使手术室与医院内外的信息网络连成一体，互享影像和数据资料，实现与外界的无障碍交流（远程医疗、远程会议等）。

对患者而言，一体化手术室能够创造良好的手术环境，提高患者手术的成功率，利于快速恢复，达到提高患者治愈率的目的；对医护人员而言，一体化手术室最大限度地改善医护人员工作环境，营造良好观测视角，提高手术效率和质量，减少手术之间转台时间，减少医护人员工作量；对医院而言，可提高手术室的使用率，增加周转率，降低运营成本。

数字一体化手术室是随着微创技术的发展而诞生的一个新的医疗项目。数字化医院是未来医院的发展方向，而作为医院核心的外科手术室则是重中之重。一体化手术室系统的建设是医院实现数字化管理的标志工程，能够增强医院的环节管理，提高医院的知名度。医院在充分利用现有设备的基础上，减少患者的等待时间，提高患者的满意度，能够吸引更多的患者和进修的医生，为医院带来更多的收益。同时为管理者提供有效的实用工具，医院可实时、有序、系统及监督性管理，提高医院设备资源利用率，完成医院患者信息的科学、系统的积累，减少投资风险性，为医院创造极好的社会收益和经济效益。

（二）数字一体化手术室的设计要求

微创外科时代的到来将外科手术学的发展推向一个全新的领域，而现代手术室的设计与应用则须融合各种先进技术，以使手术医生能在安全舒适的环境中高效率地完成手术。数字一体化手术室设计原则上与时俱进，主要有以下四个方面内容：合理空间布置，集中有效地管理所有设备；符合手术者作业的人体工效学设计原则；符合数字信息一体化的设计要求；适应未来先进技术扩展的设计理念。

1.合理空间布置，集中有效地管理所有设备

（1）一体化手术室显著的特点是各类数字化设备及手术用器械成为其标准配置，如此多的室内装备放进一间手术室内，如设备之间的电源、连接线以及各类管子等使手术室变得杂乱无章，影响手术人员的移动，并且不利于保持手术室的洁净状态。因此，集中有效布置管理所有设备，方便手术人员和物品的流动成为现代微创手术室设计的最重要原则之一。

（2）计算机集中控制技术的应用可以有效解决传统设计的缺陷，设计开发智能化集中控制与管理系统，将各类设备实现网络连接，通过触摸屏或射频遥控器对相应设备进行必

要的操作和控制，减少医护人员手术过程中离开无菌区域的频率，还可以对设备实行有效控制（如对腔镜设备、监视屏中的图像、室内空气以及手术灯光的调整等），而且在手术台上即可对患者基本状况进行实时记录，包括生理监护、麻醉深度、手术过程影像和其他文档类信息。

2.符合手术者作业的人体工效学设计原则

（1）大多数微创外科手术是经过监视器或显微镜间接观察手术视野，而在这种视觉下操作极大地影响了术者的立体感觉与触觉力反馈，增加了手眼协调性的难度。因此，在设计上，手术视野监视器应能够灵活调整，以适应不同手术医生的要求，在条件允许的情况下，应保证可以在手术室安装多台视频监视器，让医生自己进行调节；手术床可以根据微创手术需要调整到符合医生进行手术的最佳位置，以减少医生的身体疲劳和肌肉酸痛；吊塔的设计让更多的设备离开地面，方便医生及护士的操作；同时，手术室地面应保持整洁，避免各种管线拖延而引发潜在危险。

（2）人体工效学的设计原则是协调好人、机、环境3大要素之间的相互作用，使3大要素中的人能获得最优化的效率、健康、安全和舒适。现代微创技术越来越多地应用到外科各专科领域，按照工效学原理合理设计微创手术器械设备，除考虑其功能外，器械设备操作时体位的舒适、安全可靠、环境因素（如灯光等）同等重要。改变了监视器与人视线不匹配的高度，减少了护士反复移动设备的重复劳动，地上无线增加了手术人员行走的安全性和机器电源的稳定性，实现了人、机、环境三者的高度协调，给手术人员的职业安全提供了保证。

3.符合数字信息一体化的设计要求

随着微创手术普遍的开展，手术室需要更多的微创手术辅助设备，如手术超声设备、内镜摄像系统、数字图像采集系统及其他检查装置等。这些设备为手术提供准确及时的信息，但增加了管理众多信息的难度。因此，一体化手术室除了信息的数字化设计，更重要的是实现对瞬息变化数字信息的一体化管理控制。目前计算机技术智能化水平已经可以集中管理这些数字信息，并对所有信息进行有效的筛选，以过滤出正常的信息，让手术人员判断和解决需要处理的突发与危险信号，减少术者的工作压力，提高效率。

4.适应未来先进技术扩展的设计理念

数字信息化的技术发展迅速，三维视觉重构技术、虚拟现实技术以及外科手术机器人技术将取代现有的微创外科模式，成为未来标准化的外科手术方法，外科手术学同样进入数字计算机的时代。在现代数字化微创手术室设计时，需要我们预见未来新技术的发展和应用，保持一定程度的可扩展性，以免手术室将来因难以升级而不得不完全重建而花费更多的资金。同时，标准专业化的一体化手术室不仅要满足普通外科手术的需求，还应用到其他外科专科、妇产科以及骨科等。一体化手术室装置可以因专科不同而有所区别，但都能够满足所有专业外科医生应用先进的新技术高效地完成各类复杂的微创外科手术的需要。

数字一体化手术室设计的核心价值体现在以下 4 个方面。

（1）空间整合：统筹多设备的合理设置，有效整理手术室内线缆，使手术室空间利用率最大化。

（2）设备控制集成：实现手术室内诸多设备的集中管理，快速便捷地定制个性化手术环境与条件。

（3）信息路由：符合医院信息化建设的需求，可接受来自不同系统的信息资料，包括电子病历、PACS、LIS，同时完成医疗过程的麻醉、手术的信息采集与处理，涉及示教的影音获取、控制和传输。

（4）人性化设计：改善医护人员的工作条件，优化手术室工作流程。

（三）数字一体化手术室的装备

数字一体化手术室装备包括：集中控制系统、一体化核心手术室（或带 2 个一体化卫星手术室）；每个手术室分别配置 1 套腹腔镜系统（气腹机、3 镜片高清摄像系统和冷光源）、麻醉机、监护仪、输液泵、威利电刀及电动可调节手术床。

1.吊塔系统

手术室设备的电源、气体管路、视音频等信号接口通过吊塔实现。气腹机、摄像系统、冷光源、电刀和监护仪则有序地放置在吊塔上，麻醉机和输液泵则悬吊在吊塔臂上，并可以升降、旋转、左右移动。吊塔供气终端可以同时提供氧气、空气和负压。

2.腔镜一体化手术的多媒体系统

集中控制系统交换机提供医院内网接口、公网接口和电话接口，为视音频会议和远程会诊使用。手术室可以通过主集中控制系统分别与示教室、会议室和远程会议室双向网络连接，实现双向视音频交流、手术示教、远程诊断等功能。核心手术室则可以通过集中控制系统机柜对卫星手术室内的设备进行影像一体化集中控制。操作时，可以通过触摸控制屏实现。核心手术室和卫星手术室分别安装全景摄像相机、等离子显示屏用于示教和视频会议。安装 2 个液晶监视器用于显示腔镜图像和全景相机图像。

3.集中控制系统

集中控制系统包括 SCB 系统总线和一体化数据管理系统 AIDA（数字化信息传输及存储系统）。SCB 系统总线可以把腹腔镜设备、手术灯、电刀及其他第三方厂商的设备串联在一起，然后在核心手术室用液晶触摸屏统一控制。在此系统中，真实设备的面板完全反映在触摸屏上，在触摸屏上进行操作如同在真实设备上操作。在 SCB 中还可以新建用户配置清单，根据不同手术预置所用设备配置。AIDA 和医院的 HIS 和 PACS 系统无缝连接，可以从医院 HIS 系统调入患者及医生资料，从 PACS 系统调入患者影像资料。在术中还可以对进行手术录像的画面质量、录像时间进行设定。对于采集的图片可以存为 BMP 或 JEPEG 格式，并可进行打印。AIDA 同时兼容 3 种不同的输入端口：SDI、S-Video 和 Composite。

4.一体化多媒体控制触摸屏控制系统

在触摸屏上操作就可以对腹腔镜、术野摄像机和全景摄像机进行控制。可以设置 CD 播放，也可以进行手术转播控制。把手术室内的画面传送至示教室并对显示屏进行通信和控制。还可以进行远程视频会议控制、对远程会议终端进行控制。

5.远程医疗系统

远程医疗系统能够通过医院的信息网络对手术室进行访问，并能和手术室进行双向视音频交流，实现远程医疗。硬件上配置网络隔离器，支持 ISDN 和 IP 两种连接方式。视音频支持 S-Video 和标准视音频信号输入，视频格式可以转换为 MPEG-2/MPEG-4 格式。

六、围手术期护理单元的设置和布局

（一）术前准备室设置及布局

1.建立目的

术前准备室建立，主要为手术患者提供术前准备和手术等待的场所。通过集中护理，检查和核实术前准备工作完成情况，开通静脉通路，做好围手术期用药及手术前的皮肤准备工作。同时为接台手术的深静脉/有创动脉置管创造环境和条件，便于手术的及时和快速进行，对加快手术间的周转及患者的心理安抚起积极作用。

2.术前准备室位置

最好处于手术室的入口处，清洁区（半限区）内。采用大房间集中护理患者，空间以能容纳第一台次的手术患者总数为宜。床间距适当控制在50cm左右，以供护士能进行术前准备核查和静脉输液，避免空间过大和浪费。床与床之间可用床帘隔开，注意保护患者隐私。空间区域上也可考虑与麻醉恢复室相邻，利于护理人员的统筹排班。

3.术前准备室布局及配置

术前准备术内内应设有输液治疗操作台面，各种输液用物和器具，适量贮物柜。墙面色彩建议以暖色调为主，可张贴柔和的装饰画，播放一些轻音乐，为患者创造温馨的等候环境，附有卫生间，为患者提供人性化的照护。空间内应配有1～2个洗手槽，以达到院感洗手要求。同时应安装1～2台监护仪，配有吸氧和吸引装置，以防输注抗生素时出现过敏反应或输液反应、患者禁食后低血糖等情况，备有紧急救护的设施和药物。根据手术量，灵活配备1～3名护士，具备良好的沟通能力，熟练的静脉开通能力，掌握术前相关的麻醉性辅助药物、抗生素药理等知识。

（二）麻醉恢复室设置及布局

1.建立目的

创建麻醉恢复室，以使术后患者集中收治监护，由受过良好培训的医务人员对麻醉后患者进行严密观察、监护，治疗苏醒过程中出现的生理紊乱，直至患者的生命体征恢复稳定，则可以转回普通病房继续治疗，确保手术患者舒适安全。同时在加快接台手术的周转、提高手术间的利用率方面发挥重要作用。

2.麻醉恢复室设置

（1）位置。

麻醉恢复室位置最好处于手术室的清洁区内（半限制区），与术前准备室相邻，位置应紧邻手术室，方便在必要时返回手术室做抢救治疗。手术室外廊转运通道通向恢复室入口，运送患者时间不超过 5min。遇有紧急情况，有利于麻醉和外科医生迅速处理，也便于放射拍片、床边 B 超、心电图、血库提取血制品等急诊服务。与外科 ICU 在同一层面，利于一些术后病情变化需要进一步监护诊治的重危患者的快速转运。

（2）大小。

可作为手术室或麻醉科下相对独立的护理单元运作。有独立的护士站，护士站可设在中央，采用大房间集中安排床位护理患者。恢复室的监护床位数根据手术间数量和手术类型而定。国内综合性医院手术间与复苏床位比率一般可考虑为1:0.5，但不应低于3:1，发达国家达到1:1～1:1.5。在加快手术接台的同时，确保手术患者有充足的术后观察时间，每个医院也可根据具体情况酌情设定。有条件的医院，可设有一独立的隔离单间复苏床，供病情危重或有特殊感染、免疫缺陷的患者使用。每床之间应保持 1～1.2m 距离，便于患者转运和紧急处理。

3.麻醉恢复室布局及配置

（1）基本布局。

室内光线明亮，环境温度可调节，应有良好的通风设施，室内温度以 20～26℃、湿度以 60%～70%为宜。区域内应设有贮物间、适量贮物柜、污物处理间，监护床之间应配置适量洗手槽。每个床单位配备中心供氧管道、中心吸引装置、压缩空气源、监护仪、多个电源插座、书写床头柜、内可置常用治疗和护理用物。

（2）监测设备配置。

基本监测设备：每张监护病床均需配备基本生命体征监测仪器，监护仪带自动血压计、心电图、指脉搏饱和度监测功能。同时适量配置有创动脉压、中心静脉压、呼末二氧化碳监测设备。每套多动能监护仪与中心工作台连接，监护参数在患者床旁和中心工作台屏幕上应可同时显示。备有体温计及升温的装置，如取暖灯、暖风机、温毛毯等。根据恢复室床位数，至少每 1～3 张床配置一台呼吸机，确保患者复苏期间安全。

抢救设备：急救设备，包括简易呼吸气囊、抢救车和除颤仪、可移动的紧急气管插管箱。常用的治疗和护理用物如气管切开包、动脉穿刺针、换能器及连接管、中心静脉穿刺包、导尿用物、各种敷料等，放置在最便利处，并保持完好状态。有条件的医院还应配备有血气分析仪（含电介质）和神经刺激仪等。为便于安全转移危重患者，可以配备便携式呼吸机 1 台。

（3）药物配备。

储备药物包括三大类。第一类：常规备用药物，如各种麻醉拮抗药、抗高血压药、皮质类固醇、抗心律失常药、强心剂、抗组胺药、抗恶心呕吐药、利尿药等；第二类：麻醉性镇痛管制类药，专柜上锁；第三类：高危药物，鉴定并用红色标签标识"高危药物"，如肝素、胰岛素、高浓度电解质，专柜存放。药物的存放和准备区域应靠近护士站，药品柜定位定量放置，并贴醒目标志，有序摆放，落实到护士班头定期检查记录及补充。

（4）人员设置。

组长/护士长配备：根据规模大小，设立专科组长或单元护士长参与常态管理。根据每个医院具体情况，如手术类型、日手术量、手术间的利用率等，可日间开放或 24h 开放。医疗由麻醉医生为主负责制，负责患者在复苏期间的诊治及评估，决定患者出科转回病房或转入监护室。

护士配备：按国内麻醉质控标准配备，为恢复室床位数的 0.5～0.8 倍，国外更高，为 1～1.5 倍。日常管理患者，护士与患者比例可根据麻醉后患者的评分，病情轻重按 1∶3、1∶2 或 1∶1 配备，灵活分配。

工友配备：配备适量的发送部工人，接送手术患者及化验提血。另需配备专门的清洁工人负责此区域的日常清洁工作，以达到院感要求。

第三节　围手术期护理理论

一、围手术期护理概念

1.围手术期

手术是外科治疗的重要手段。围手术期（perioperation period）是指围绕手术的全过程，从患者决定接受手术治疗开始，到手术治疗基本康复，包含手术前、手术中及手术后 3 个阶段。具体是指从确定手术治疗时起，直至与这次手术有关的治疗基本结束为止，时间在术前 5～7 天至术后 7～12 天。手术前期是从患者决定接受手术到将患者送到手术室期间。手术期是从患者送至手术室到患者手术后送入复苏室或病房期间。手术后期是从患者送至复苏室或转入病房到患者出院康复期间。

2.围手术期护理

围手术期护理（perioperative nursing）又称手术全期护理，是指手术前、手术中、手术后整个诊疗时期为患者提供各项专业及持续性的护理。围手术期护理的主要对象是接受手术的患者，护理人员运用相关知识和技能，评估围手术期患者的生理、心理和社会需求，发现手术患者现存的和潜在的护理问题，制定并实施有效的护理措施，为患者提供安全、有效的围手术期护理是提高手术安全性、减少术后并发症、促进患者康复的重要保障。

二、围手术期护理范畴

围手术期护理是一种动态的、认知的、行为的、技术的过程，致力于提供手术前、手术中和手术后高质量的病患护理。通过与患者和其他人员建立信任的团队合作，遵循健康护理理念，提供优质护理服务。围手术期护理的目标是保证高质量的病患护理结果，期望的结果是手术前、手术中、手术后患者具有最佳的健康水平和机体功能。围手术期护理的实践范畴包括手术前的护理评估和准备工作、手术时的护理措施以及手术后的评价。

1.国际围手术期护理的范畴

在一些发达国家，由于有家庭和社区护理的支持、医疗保险的要求、交通便利等原因，手术患者的术前准备工作往往在入院前进行，大部分患者是手术日当天早晨住院，更多的中小手术采用即日手术的方式，即当天手术当天出院的方式，使得住院手术患者的平均住院日期仅为4～5天，甚至更短。

（1）入院前准备室。

设在手术室附近，服务对象是择期手术患者；服务内容为术前2～3天进行入院前准备；提供术前患者宣教、麻醉会诊。进入准备室前需完成以下病历资料：医嘱、入院单、病史及体格检查、知情同意书、费用确认、专科会诊、实验室检查和X线检查。所有术前检查及记录单、报告单在手术前一天17:00之前必须完成，如果以上准备没有完成，手术可以延迟或取消并及时记录。

（2）术前观察室。

与手术室相邻而建。在美国，90%的手术患者于手术当日入院。术前观察室接收当日入院的手术患者、门诊手术以及等待住院的患者；接收心导管、内窥镜检查以及需使用镇静药的检查和操作患者。

（3）术前准备室。

设在手术室半限制区内。可进行一些麻醉前穿刺、置管等操作；手术间紧张时，急诊手术患者可在此等待；也可作为心导管患者术后的观察区域。

（4）麻醉恢复室。

接收所有区域、全麻术后的患者以及部分局麻患者。

（5）术后观察室。

即日手术患者麻醉恢复后送观察室观察后出院。

2.国内围手术期护理的范畴

为了最大限度地维护手术患者的权益，为围手术期患者提供安全、持续、高质量、人性化的护理服务，手术室工作范畴和区域不断获得延伸，管理范围不仅仅限于手术室内，而是扩展到患者手术前准备、麻醉后的恢复以及患者的康复。术前准备室、手术室和麻醉恢复室三位一体的围手术期护理模式已在国内广泛应用。通过术前准备以及麻醉后的监护技术，为手术患者提供系统的、连贯的、安全的和专业的围手术期护理服务。

（1）术前准备室。

常规接收择期手术患者，急诊患者可直接接入手术间。术前准备室的护理工作包括：①为手术患者创造温馨的等待环境；②核对患者身份、手术名称和手术部位；③检查和核实术前准备情况；④开通静脉通路，给予术前抗生素和其他术前用药；⑤为麻醉医生提供深静脉置管的环境和条件；⑥评估患者，给予术前心理护理。

（2）手术室。

手术室的护理工作主要包括：①创造及维持无菌区域的无菌状态；②根据手术和患者的需要提供手术相关的设备与用物；③熟悉手术的程序与步骤，协助手术医师完成手术；④认真执行纱布、纱垫、棉球、刀片和器械等手术用物的计数；⑤全程监测并记录患者的生理状况；⑥遵照医嘱，核对后给予各类药物及溶液。

（3）麻醉恢复室。

收住区域和全身麻醉的门急诊患者，其中病情稳定者直接返回病房，重症监护患者直接送 ICU 监护。麻醉恢复室的护理工作包括：①麻醉医生与恢复室医生、手术室护士与恢复室护士交接班；②运用护理程序对麻醉患者进行持续评估并评价治疗的效果和反应；③护理患者：具体参与气道管理、无创或有创血压的监测、持续心律失常监测、氧疗和血氧饱和度监测、疼痛管理、参与危重患者抢救；④转运后麻醉恢复室护士与病房护士交接班。

三、围手术期护理相关理论

（一）自理理论

1.自理理论的内容

由美国护理专家奥瑞姆（Orem）提出。自理理论主要分三个部分：自理理论、自理缺陷理论、护理系统理论。

自理理论（the theory of self-care）：描述、解释自理，主要包括自理、自理能力、治疗性自理需求和自理总需求。在正常的情况下，人们有能力实施自理，以满足治疗性自理需要和自理总需求。

自理缺陷理论（the theory of self-care deficit）：描述和解释人们为什么需要通过护理得到帮助。自理缺陷（self-care deficit），是指自理能力完全或部分不能满足治疗性自理需求。这一部分是自理模式的核心，因为它明确了护理人员的工作范围，即建立和维护护患关系；明确护理方案；反映患者的要求和需要；向患者及其亲属提供帮助；协调护理活动和患者日常生活的关系。

护理系统理论（the theory of nursing system）：描述、解释护理与自理的关系。护理系统理论阐述了患者的治疗性自理需要是如何被患者、护士或二者共同努力所满足的。根据患者的自理能力和治疗性自理需要，将护理系统分为三类，包括完全补偿护理系统（the wholly compensatory system），即患者完全不能进行自理活动，必须由护理人员提供完全的照顾；部分补偿护理系统（the partly compensatory system），即护理人员对患者无法执行的自理部分给予协助，护士与患者共同完成照顾角色；教育支持护理系统（supportive-educative system）即患者的自理能力能满足治疗性自理需要，护士主要为患者提供支持和指导，提高其自理能力。

2.自理理论在围手术期护理中的应用

奥瑞姆自理理论提出人是有基本能力的生物体，由生理、心理、社会层面构成，并有不同的自我照顾的能力。人是有能力学习和发展的，通过学习的行为来达到自理需要。护理为有自理缺陷者提供治疗性自理的活动，是一种服务、助人方式。在围手术期护理实践中，应用自理理论，正确评估手术患者的治疗性自理需求和自理总需求，识别自理缺陷，根据手术患者的自理能力和治疗性自理需要，通过护理系统理论，帮助患者提升自护知识和技能，满足自理需求，促进手术后康复，提高生命质量。

（二）舒适理论

1.舒适理论的内容

舒适理论由美国护理专家 Kolcaba 博士提出,舒适是指个体身心处于轻松、满意、自在、没有焦虑、没有疼痛的健康、安宁状态中的一种自我感觉,包括生理舒适、心理舒适、环境舒适、社会舒适四个方面。这四个方面互相联系又互相影响。不舒适（discomfort）是指个体身心不健全或有缺陷,生理、心理需要不能全部满足,或周围环境有不良刺激、身体出现病理现象,身心负荷过重的一种自我感觉。

舒适与不舒适的相互关系:舒适与不舒适没有截然的分界线,每个人都处在舒适和不舒适连线之间的某一点上,且呈动态变化,并有个体差异。最高水平的舒适表现为心理稳定、心情舒畅、精力充沛、感到安全和完全放松,身心需要均能得到满足。当舒适程度逐渐下降,直到舒适被不舒适代替,通常表现为紧张、精神不振、烦躁不安、消极失望或身体疼痛、无力,难以坚持日常的工作和生活。护理人员要用动态的观点来评估患者舒适与不舒适的程度,为患者创造一个舒适的环境。

2.舒适理论在围手术期护理中的应用

舒适在护理中的 3 个专业含义:①轻松、愉快或满足的状态,反映人与环境的相互适应;②某种特定不适的缓解或解除;③超越,患者从各种问题或病痛中振作,战胜病痛和各种功能失调以达到健康或更加健康的状态。围手术期护士在提供舒适护理之前先了解患者的生理和心理需求,评估患者手术前、手术中和手术后不舒适的原因和程度,比如疼痛、躯体活动受限等生理、心理及环境因素。对患者的不适,要根据产生的不同原因,有针对性地采取相应的有效措施,减轻不舒适。对心理社会因素引起的不舒适,护士可采用倾听的方式,或通过有效沟通的方式,给予心理支持,不断增进围手术期患者舒适,以期达到最佳的康复状态。

（三）围手术期患者聚焦模式

1.基本框架

围手术期患者聚焦模式是围手术期护理实践和围手术期护理标准数据库（PNDS）的基

本框架。在该模式的中心，患者和家属是围手术期护理的对象，外圈代表了围手术期护理范围和要素。该模式阐述了患者、家属以及提供护理的围手术期护士之间的关系。患者处于该模式的中心，说明了围手术期护理的真正核心是患者，不管护理实践环境、地域和患者的特性如何，对围手术期护士来说，没有什么比患者更重要。

该模式被划分为四个象限，其中三个象限代表以患者为中心的领域：①患者安全；②患者对手术或其他侵入性操作的生理反应；③患者和家属对手术或其他侵入性操作的行为反应。第四象限代表实施围手术期护理的围手术期护理健康体系。该体系指明护理管理的重点以及围手术期最佳预期目标的必要结构要素。

2.聚焦预期目标

该模式聚焦于患者的预期目标。AORN 的这个模式通过罗列相关患者护理方面的预期目标，表明聚焦于围手术期护士的患者预期目标。围手术期注册护士有专业知识，保证提供高质量的患者护理。一份个体化的患者评估能指导护士确认护理诊断并选择护理干预措施。

第五章　康复护理理论

第一节　康复护理的基本概念

康复护理是一门旨在研究病、伤、残者身体、精神康复的护理理论、知识、技能的学科。根据总的康复医疗计划，围绕全面康复的目标，紧密配合康复医师和其他康复专业护理人员而进行的工作。研究有关功能障碍的康复护理预防方法、评定和处理（协助治疗、训练的护理措施），是护理学的第四方面，与预防、保健和临床护理共同组成全面护理。

美国护士和康复护士协会于 1988 年将康复护理定义为：康复护理是职业护理实践的专业领域，用于诊断和治疗个人或群体对于功能和生活模式改变引起的现实或潜在的健康问题的反应。

一、康复护理的目标

按照以人为本、整体护理和全面康复的原则，通过护理工作，从生理上和心理上为患者提供一个有利于康复的环境和创造有利于康复的条件。

1.维持患者肢体功能

用健侧协同患侧处理日常生活活动，避免发生肌肉萎缩、关节运动范围缩小或继发性失用综合征的形成。

2.协助患者对功能障碍肢体的训练

充分发挥机体潜能，协助和指导患者对伤残部分功能的康复训练，如翻身、肢体正确姿势的摆放、关节活动范围的维持、转移、排便排尿的训练等。

3.防范其他并发症的形成

如压疮、尿路感染、肺炎、深静脉血栓等。

4.对患者进行心理辅助和支持

与患者家庭一起给予患者心理的支持，帮助其去除自卑感，恢复其尊严和成为有用的人，以良好的心理状态回归家庭和社会。

5.对患者及其家属的康复教育

指导和教会患者在维持自身健康及日常生活方面的知识和技能，指导、训练患者的自我照顾能力，使其能最大限度地独立完成自我照顾。对家属进行康复教育，让家属了解患者的康复治疗项目及其出院后还需要继续训练的内容、皮肤清洁的重要性、饮食营养的必要性，正确使用辅助器，注重患者安全，避免过分保护或疏忽保护。

二、康复护理的职责

1.为患者提供清洁、舒适的环境

个人的清洁卫生维护及饮食摄取，是身体功能障碍者及疾病患者所迫切需要的，而适当的休息和睡眠是患者所渴望的。康复护士应协助患者在新的生活状态和生活环境中，身心尽快调整适应。

2.防范进一步功能障碍的形成

为伤残者执行各种康复性护理，预防肌肉萎缩，关节变形、僵硬、挛缩等形成，如采取措施预防足下垂的发生、活动关节维持关节正常活动范围、鼓励早期下床活动等。防止二次损伤，加重残障。

3.帮助患者接受身体残障的事实

残障可能是突然发生的，患者在没有心理准备的情况下，心理活动一般会经历4个时期：休克期、否认期、认知期、承受适应期。以真诚关心的态度面对患者，倾听他们的感受，鼓励患者勇敢接受身体残障的事实，积极参与到康复治疗中。

4.维护团队人员间良好的关系

康复护理人员在康复小组中扮演联络者的角色，应以患者为中心，及时反映患者的问题和需要，安排协调团队各专业人员的工作，起到润滑剂的作用。

5.维持康复治疗的连续性

患者功能训练由康复治疗师负责进行，康复护理继续指导、督促练习，维持康复治疗的连续性。ADL 由 PT 师训练，而病房里的练习则需依赖护士进行；被动运动则在自己无法活动时由护士帮助训练。

6.协助患者重返家庭和社会

患者在接受各种康复治疗，经职业治疗师、职业鉴定师评定后可以返回家庭和社会，护士应积极鼓励患者早日重返家庭和社会，并回答患者和家属的各种咨询。做好患者重返家庭和社会的指导。

三、康复护理的内容

1.观察患者的病情并做好记录

康复护士要与各有关人员保持良好的人际关系，详细观察病情及康复训练过程中康复训练的效果和反应；定期进行效果评价并按时记录，记录要求细致、全面、完整、准确无误。提供信息，在综合治疗过程中起到协调作用，有利于康复治疗的实施。

2.预防继发性残疾和并发症

偏瘫患者应预防压疮、肌肉萎缩、关节挛缩畸形的发生。

3.学习和掌握各有关功能训练技术

配合康复医师及其他康复技术人员对残疾者进行功能评价和功能训练。

4.训练患者进行"自我护理"

指导、督促患者在其中发挥主动性、创造性，使其更完善、更理想地达到目标。一般护理通常是照顾患者，为患者进行日常生活料理，称为"替代护理"。康复护理的原则是在病情允许条件下，训练患者进行"自我护理"能力。对康复患者及其家属进行康复知识、技术的指导，使他们掌握"自我护理"的技巧，从而部分或全部地做到生活自理，适应新生活，重返社会和家庭。

5.心理康复护理

残疾人和慢性病患者有其特殊的、复杂的心理活动，甚至精神、心理障碍和行为异常。

康复医护人员应理解患者、同情患者，时刻掌握康复对象的心理动态，及时、耐心地做好心理康复护理工作。

6.不同时期康复护理的重点

康复护理是以功能障碍为核心，帮助解决功能维持、重组、代偿、替代、适应和能力重建的有关问题，在伤、病、残的各个不同阶段，工作重点各有不同。

（1）急性期和早期：评价残疾情况（性质、程度、范围、影响），及时发现潜在的问题，预防感染、压疮、挛缩、畸形、萎缩。

（2）功能恢复期：着重于潜在能力的激发、残余功能的保持和强化、日常生活活动能力的再训练、康复辅助用具的使用指导等。

7.康复护理评定

训练的效果及其反应等问题的全面评估和判定。康复护理评定，是指对康复对象的功能障碍和功能残存的程度、身体和心理的一般状况。做好入院评估、中期评定、出院前疗效评定。

8.康复健康教育

康复还需要康复对象及其家属的参与、了解和掌握，通过康复有关知识、技术的教育，提高康复对象的自理生活能力，提高患者的生活质量。

9.出院前的康复指导

康复对象在住院期间，虽然已逐渐掌握了一些康复护理知识和技术，但在患者出院前这一阶段要向康复患者及其家属进行系统的康复指导。除以上内容，还要让患者学会自我健康问题的管理，指导患者制订在家庭及社区的日常生活活动自理能力的训练计划，并督促实施。

10.社区康复护理

由于医学模式的转变，康复护理工作由医院走向社会，社区康复护理的开展是康复护理学科的发展趋势。此外，随着我国经济发展和人口老龄化进程的加快及人们健康观念的改变，人们对社区康复护理的需求越来越多。康复护理融入社区康复，在康复护师（士）

指导下，在社区的层次上依靠社区内的残疾者家属、护理人员对社区的残疾人进行家庭康复护理，真正实现残疾人的全面康复和回归社会。

总之，康复护士在康复小组中扮演着重要的多重角色：护理者、协调者、调度者、教育者、咨询者、研究者，康复护理随着角色的需要展开不同的康复护理内容。

四、康复护理的原则

（1）功能训练应预防在先，早期进行并贯穿于康复护理的始终。

（2）康复护理要与日常生活活动相结合，注重实用性，以达到患者的生活自理。

（3）重视心理康复：残疾人由于自身的缺陷，往往有孤独感、自卑感、敏感、抑郁等情绪反应。针对患者心理特点，采取相应的心理康复护理措施，帮助他们克服自卑感；引导他们接受现实，认识现有的肢体功能障碍。鼓励自尊、自信、自强、自立，主动参与功能训练，发挥残存功能，具备回归社会的能力，最大限度地适应现在的生活，更好地融入社会。

（4）提倡协作精神：康复护理人员需要与康复小组其他人员保持密切的联系，遇到康复中存在的问题，应及时进行沟通和解决，良好的协作关系是取得最大康复疗效的关键。

第二节　疼痛的康复护理

一、概述

现代医学所谓的疼痛，是一种复杂的生理心理活动，是临床上较常见的症状之一。它包括伤害性刺激作用于机体所引起的痛感觉，以及机体对伤害性刺激的痛反应[躯体运动性反应和（或）内脏自主性反应，常伴随有强烈的情绪色彩]。痛觉可作为机体受到伤害的一种警告，引起机体一系列防御性保护反应。但是，疼痛作为报警也有其局限性（如癌症等出现疼痛时，已为时太晚）。而某些长期的剧烈疼痛，对机体已成为一种难以忍受的折磨。因此，镇痛是医务工作者面临的重要任务。

二、疼痛的分类

1.急性疼痛

通常指发生于伤害性刺激之后短期内的疼痛。如软组织及关节急性损伤疼痛、手术后疼痛、产科疼痛、急性带状疱疹疼痛、痛风。

2.慢性疼痛

慢性疼痛包括慢性非癌性疼痛和慢性癌性疼痛。慢性疼痛的时间界限尚未统一，大多数学者认为在无明显组织损伤的前提下，持续 3 个月以上的疼痛为慢性疼痛。慢性疼痛常可导致患者出现焦虑和抑郁，严重影响其生活质量。如软组织及关节劳损性或退变疼痛、椎间盘源性疼痛、神经源性疼痛。

3.顽固性疼痛

三叉神经痛，疱疹后遗神经痛，椎间盘突出症，顽固性头痛。

4.癌性疼痛

晚期肿瘤痛，肿瘤转移痛。

5.特殊疼痛类

血栓性脉管炎，顽固性心绞痛，特发性胸腹痛。

6.相关学科疾病

早期视网膜血管栓塞，突发性耳聋，血管痉挛性疾病等。

7.疼痛程度的分类

（1）微痛：似痛非痛，常与其他感觉同时出现，如痒、酸麻、沉重、不适感等。

（2）轻痛：疼痛局限，痛反应出现。

（3）甚痛：疼痛较著，痛反应强烈。

（4）剧痛：疼痛难忍，痛反应强烈。

8.疼痛性质的分类

（1）钝痛：酸痛、胀痛、闷痛。

（2）锐痛：刺痛、切割痛、灼痛、绞痛。

9.疼痛形式的分类

（1）钻顶样痛。

（2）爆裂样痛。

（3）跳动样痛。

（4）撕裂样痛。

（5）牵拉样痛。

（6）压榨样痛。

三、康复评定

由于疼痛的病因复杂，因此应对患者进行全面的评估，除医学方面的评估外，还应包括社会心理学方面等的内容。

医护人员应根据有关疾病进行针对性询问，重点了解患者疼痛的特征，主要包括以下内容。

1.疼痛的部位

这是病史的重要部分，可要求患者指出疼痛的具体部位和描述疼痛的情况。

2.疼痛的时间

了解疼痛持续的时间，是否间歇性或持续性，有无周期性或规律性。

3.疼痛的性质

要求患者对疼痛性质进行描述，如刺痛、钝痛、触痛、酸痛、压痛等。描述疼痛性质时，让患者用自己的话正确表达其疼痛的感受。

4.疼痛的程度

可用疼痛评估工具判定患者疼痛的程度。

（1）面部表情量表法：它由 6 个卡通脸谱组成，从微笑表情开始（代表不痛）到最后痛苦的表情（代表无法忍受的疼痛）。依次评分 0、2、4、6、8、10。

（2）数字评分法：用数字表示疼痛的程度。从 0～10 代表不同程度的疼痛。0 无痛，1～3 轻度疼痛；4～6 中度疼痛；7～10 重度疼痛。

5.缓解和加重疼痛的因素

这可能为病因或疾病诊断提供线索。

6.疼痛对患者的影响

疼痛是否伴有呕吐、头晕、发热等症状，是否影响睡眠、食欲、活动等，是否出现愤怒、抑郁等情绪改变。

四、疼痛的程度

世界卫生组织（WHO）将疼痛划分成以下 5 种程度。

0 度：不痛。

I度：轻度痛，可不用药的间歇痛。

II度：中度痛，影响休息的持续痛，需用止痛药。

III度：重度痛，非用药不能缓解的持续痛。

IV度：严重痛，持续的痛伴血压、脉搏等变化。

五、康复护理

疼痛是痛苦的体验，康复护理应采取积极的措施，尽快减轻患者的疼痛。

（一）解除疼痛刺激源

如外伤引起的疼痛，应根据情况采取止血、包扎、固定等措施；胸腹部手术后因为咳嗽、深呼吸引起伤口疼痛，应协助患者按压伤口后，再鼓励咳痰和深呼吸。

（二）药物止痛

药物止痛是临床解除疼痛的主要手段。给药途径可有口服、注射、外用、椎管内给药等。止痛药分为非麻醉性和麻醉性两大类。非麻醉性止痛药如阿司匹林、布洛芬、阿咖片等，具有解热止痛功效，用于中等程度的疼痛，如牙痛、关节痛、头痛、痛经等，此类药大多对胃黏膜有刺激，宜饭后服用。麻醉性止痛药如吗啡、哌替啶等，用于难以控制的疼痛，止痛效果好，但有成瘾性和呼吸抑制的不良反应。

（三）心理康复护理

（1）尊重并接受患者对疼痛的反应，建立良好的护患关系。护士不能以自己的体验来评判患者的感受。

（2）解释疼痛的原因、机制，介绍减轻疼痛的措施，有助于减轻患者焦虑、恐惧等负性情绪，从而缓解疼痛压力。

（3）通过参加有兴趣的活动、看报、听音乐、与家人交谈、深呼吸、放松按摩等方法分散患者对疼痛的注意力，以减轻疼痛。

（4）尽可能地满足患者对舒适的需要，如帮助变换体位，减少压迫，做好各项清洁卫生护理，保持室内环境舒适等。

（5）做好家属的工作，争取家属的支持和配合。

（四）中医疗法

如通过针灸、按摩等方法，活血化瘀，疏通经络，有较好的止痛效果。

（五）物理止痛

应用冷、热疗法可以减轻局部疼痛，如采用热水袋、热水浴、局部冷敷等方法。

第三节　长期卧床患者的康复护理

长期卧床是保证度过疾病危险期的必要医疗措施，但是，长期卧床也能导致新的功能障碍，加重残疾，甚至累及多系统的功能。

一、长期卧床的不良反应

（一）循环系统

1.动脉和深静脉血栓形成概率增加

血流缓慢、静脉壁损伤（尤其是内膜损伤）和血液凝固性增高是引起静脉血栓形成的3个主要因素。长期卧床导致抗利尿激素分泌增加，血容量降低，血液黏稠度增加，静脉回流阻力增加，血流速度减慢，形成动、静脉血栓。多发生于下肢，尤其是下肢深静脉发生血栓后，肢体会出现疼痛，肢端苍白冰冷，皮肤出现溃疡、水肿等缺血表现，严重者造成坏疽。

2.心功能减退

长期卧床可使心脏每搏输出量、每分输出量减少，左心室功能减退，导致静息时心率增快。另外，卧床导致的焦虑也是心率增快和心脏负担增加的原因。

3.运动能力下降

长期卧床后最大运动能力每天下降0.9%，与老年生理性衰退的年下降率相似。

（二）呼吸系统

1.呼吸效率降低

卧位时横膈下移困难，吸气阻力增大，肺通气能力降低。长期卧床呼吸肌肌力下降也是相关因素。

2.坠积性肺炎

卧床可以使纤毛运动功能下降，分泌物黏附于支气管壁，排出困难。同时，由于咳嗽无力或卧位不利于咳嗽，最后分泌物沉积于下部支气管中，诱发呼吸道感染。

（三）运动系统

1.肌肉萎缩，肌力下降

长期卧床致肌肉失用性萎缩，运动神经对肌肉的支配能力下降，肌糖原储存量降低，糖代谢能力降低，肌肉活动能力下降。有研究表明，即使健康人，在完全卧床休息的情况下，肌力每周减少10%～15%，静卧3～5周，肌力即可减少一半。

2.关节挛缩

肢体和关节长期制动时关节囊和韧带的弹力纤维成分处于缩短状态，延伸性降低，导致韧带和关节囊挛缩。

3.骨质疏松

制动导致重力和肌肉牵拉力丧失或减少，导致骨骼的成骨过程减少，破骨过程增加，使骨钙大量进入血液，导致骨质疏松，并可合并高钙血症、泌尿系统结石等。

（四）中枢神经系统

长期卧床后易导致焦虑、抑郁等心理障碍、感觉障碍和认知障碍。

（五）其他系统

长期卧床致糖耐量降低，造成负氮平衡。另外，卧床也影响肠的蠕动功能，导致食欲缺乏、便秘。

二、康复护理

因急性病或外伤后而需长期卧床者，因瘫痪而不能离床者，为预防卧床导致的失用性综合征，必须采取以下措施。

1.协助患者进行心血管锻炼——被动倾斜

肌肉锻炼有助于预防严重的心血管不适感。无瘫痪患者，可采取坐位或立位姿势，循序渐进，逐步增加活动量。病情危重患者或暂不能取坐位者，适当抬高床头，从抬高床头15°，维持5min开始，每日2次，逐渐增至每次30min，然后每周增加10°～15°，直至站立。每次锻炼时应注意维持心率低于120次/分钟。为防止直立性低血压，患者取坐位或立位时，可以穿弹力袜。

2.协助患者摆放抗痉挛体位

急性期开始或卧床期开始，指导患者摆放抗痉挛体位。抗痉挛体位是指为防止或对抗痉挛姿势的出现而设计的一种治疗体位。它包含仰卧位、健侧卧位、患侧卧位、俯卧位。

3.床上运动训练

长期卧床患者，在生命体征稳定的情况下，可以给予床上被动运动。如被动活动患者关节，预防关节挛缩；按摩患者肌肉、关节，使其做屈、伸、举等被动运动。条件允许的情况下，可以指导患者做床上主动运动，有能力的患者，可以鼓励其做些力所能及的日常生活活动，增强其自我护理的能力。

4.指导患者做深呼吸

深呼吸能增加肺通气量，改善换气。有条件的患者，可以指导其做缩唇呼吸、腹式呼吸。咳嗽有助于排除呼吸道分泌物，应指导患者有效地咳嗽排痰。咳嗽无力者，可以给予翻身、叩背或排痰机排痰，预防坠积性肺炎。

5.补充足够的营养

长期卧床致消化不良和代谢障碍，应补充足够的营养。食物需营养平衡，补充足够的蛋白质、脂肪和碳水化合物，保证足够的膳食纤维，预防便秘。不能经口进食者，需要鼻饲或静脉营养。为预防骨质疏松，可以补充含钙高的食物，如鸡蛋、海鲜及排骨等。

6.协助患者进行排泄活动

由于生理和心理因素，长期卧床患者最难解决的问题就是排泄问题。应对患者进行膀胱功能的训练和排便功能的训练。脊髓损伤致神经源性膀胱的患者可以给予间歇性导尿。

7.皮肤的护理

长期卧床患者易并发压疮，因此，应重视皮肤的护理，加强翻身、叩背等。

8.心理护理

患者由于长期卧床导致的心理障碍，应引起足够的重视。医护人员应有足够的爱心、耐心来帮助患者渡过难关。可以采用与患者聊天、看电视、布置一定的训练作业、让亲人陪伴等方式，分散患者的注意力。

第四节　排泄功能障碍的康复护理

一、概述

排泄是机体将新陈代谢的产物排出体外的生理过程，是人体的基本生理需要之一，也是维持生命的必要条件。人体排泄的途径有皮肤、呼吸道、消化道及泌尿道，其中消化道和泌尿道是主要的排泄途径。患者因疾病丧失自理能力或因缺乏有关的保健知识，使其不能正常进行排便、排尿活动时，护士应运用与排泄有关的护理知识和技能，帮助并指导患者维持和恢复正常的排泄状态，满足其排泄的需要，使之获得最佳的健康和舒适状态。

排泄活动是人体的基本生理需要之一。排泄功能发生障碍，会导致患者出现各种不适，甚至导致全身疾病。因此，维持卧床患者正常的排尿、排便，是老年人护理中的重要问题。

二、康复评定

（一）排尿的评估

1.正常排尿

正常情况下，排尿受意识控制，无痛苦、无障碍，可自主随意进行。一般成人24h尿量为1000～2000mL。尿液呈淡黄色、澄清、透明，尿相对密度（比重）为1.015～1.025，pH为5～7，呈弱酸性，静置一段时间后尿素分解产生氨，有氨臭味。

2.异常排尿

（1）次数和量。

1）多尿：24h尿量超过2500mL，见于糖尿病、尿崩症患者。

2）少尿：24h尿量少于400mL，见于心脏、肾脏疾病和休克患者。

3）无尿或尿闭：24h尿量少于100mL，见于严重休克、急性肾衰竭患者。

（2）颜色。

1）血尿：肉眼血尿呈红色或棕色，见于泌尿系感染、结核等。

2）血红蛋白尿：尿液呈酱油色或浓红茶色，隐血试验阳性，见于溶血性疾病等。

3）胆红素尿：尿液呈深黄色或黄褐色，见于阻塞性黄疸等。

4）乳糜尿：因尿液中含有淋巴液呈乳白色，见于丝虫病。

5）透明度：尿中含有大量脓细胞、红细胞、上皮细胞、炎性渗出物时，呈浑浊状，见于泌尿系感染。

（3）气味：新鲜尿有氨味，提示泌尿系感染；糖尿病酮症酸中毒时，因尿中含有丙酮，有烂苹果味。

（4）膀胱刺激征：每次尿量少，伴有尿频、尿急、尿痛，见于泌尿系感染。

3.影响正常排尿的因素

（1）年龄和性别：老年人因膀胱肌张力减弱，可出现尿频。老年男性前列腺肥大压迫尿道，可出现滴尿和排尿困难。

（2）饮食：大量饮水、茶、咖啡、酒类饮料或吃含有水分多的水果可出现尿量增多；摄入含盐较高的饮料或食物可使尿量减少。

（3）气候变化：寒冷的天气尿量增加；气温高时因排汗增多，尿量减少。

（4）排尿习惯：排尿姿势改变、时间是否充裕、环境是否合适等会影响排尿。

（5）心理因素：焦虑、紧张、恐惧可引起尿频、尿急或排尿困难。

（二）排便评估

（1）大便鲜红呈糊状，可能患急性出血性坏死性小肠炎，这是由于暴饮暴食或吃了不洁净的食物。

（2）大便表面附着鲜红的血滴，不与大便混杂，常见于内痔、外痔和肛裂。如果有血液附在大便表面，而且大便变成扁平带子形状，应去医院检查是否患直肠癌、乙状结肠癌、直肠溃疡等疾病。

（3）大便黯红似果酱，并有较多的黏液，常患阿米巴痢疾。便中的阿米巴是一种寄生虫。患细菌性痢疾的患者，排出的大便也有黏液和血，但不像阿米巴痢疾患者的大便那样有恶臭味。

（4）大便柏油样，又黑又亮，常是消化性溃疡出血。血液本来是红色，当它进入消化道时，血中血红蛋白的铁与肠内的硫化物结合产生硫化铁，导致大便呈柏油样黑色（血量一般达 60mL 以上才能呈黑便）。此外，食管静脉瘤出血、暴饮暴食后连续呕吐或食管和胃黏膜交界处血管破裂出血时，也能见到黑色柏油样便。

（5）大便灰白似陶土，表示胆汁进入肠道的通道已被阻塞，胆汁只好通过血液循环沉积于皮肤，使皮肤发黄。胆结石、胆管癌、胰头癌、肝癌等都是胆汁流入消化道的"拦路虎"。消化道内没有胆汁，大便呈灰白陶土样。

（6）大便红白像鼻涕，俗称红白冻子，这是急性细菌性痢疾的特点。它是一种脓、血、黏液的混合物。患有慢性结肠炎的患者，也会出现红白冻子。

（7）大便呈白色油脂泡沫状，常是消化吸收不良的综合征。幼儿出现这种情况，称为幼儿乳糜泻。

（8）大便稀红，可能是大肠黏膜出血。若混有黏液、脓液，应检查大肠黏膜有无炎症。

三、康复护理

帮助卧床患者了解保持泌尿系统功能正常，排泄人体的代谢产物，以维持人体生理环境的稳定，对人体的健康是非常重要的。

（一）便盆使用护理

如果患者清醒，但虚弱无力，不自主地排泄大小便，可告知家人处理。便盆使用应注意：最好买医用便盆，用前要把便盆冲洗擦干净，冬天用前应用开水烫一下，协助患者脱裤过膝盖，并使其屈膝，一手托起患者的腰及骶尾部，另一手取出便盆，切勿使劲拖出或硬性塞入臀部，以免擦伤皮肤。倒便时观察大小便的量、颜色和形状，若有异常应及时报告医生。

（二）便盆使用自我护理

如果患者上肢可活动，且神志清醒并能配合护理，可在心理护理中应用积极的语言导向，鼓励患者自我护理。具体方法：可在床旁放置患者伸手可以拿到的专用便器（小巧、便利）；完成自我护理会使患者产生自信，提高患者的生活质量和心理状态。

（三）保证充足的液体摄入

正常成人每天液体需要量为1200～1500mL，若患者出现发热、腹泻、呕吐等，则需增加液体摄入量；对于卧床患者，应鼓励每天摄入2000～3000mL液体，以稀释尿液，防止出现泌尿系感染或结石。

（四）指导适当的运动

运动可增加腹部和会阴部肌肉的张力，有助于排尿。卧床患者活动受限，则应做局部肌肉的锻炼，指导患者有节律地做会阴部肌肉的收缩与放松活动，以增加会阴部肌肉的张力。

（五）维持正常排尿习惯

应尽可能维持患者原有的排尿姿势、排尿时间、排尿环境等，以利于患者自我放松，减少因疾病卧床带来的焦虑和不安等影响排尿的因素。

（六）提供隐蔽排尿场所

选择隐蔽的环境，适当遮挡患者，有利于患者自我放松。

（七）利用适当的暗示方法

可让患者听流水声，轻揉大腿内侧，用温水冲洗会阴部或温水坐浴等，均可促进排尿。

1.排尿的护理

（1）尿潴留：尿液存留在膀胱内不能自主排出称尿潴留。当尿潴留时，膀胱容积可增至 3000～4000mL，膀胱高度膨胀至脐部，下腹部膨隆、疼痛及压痛。排尿困难见于尿道或膀胱颈部阻塞，如前列腺肥大、肿瘤；排尿神经反射障碍，如膀胱肌肉麻痹、直肠或盆腔内手术后等；以及某些心理方面因素所引起。患者十分痛苦，应针对病因，实施有效的处理方法。如属机械性梗阻，给予对症处理；如属非机械性梗阻，可采用以下护理措施。

1）安慰患者，消除其焦虑和紧张情绪。

2）取适当体位，病情许可应协助患者以习惯姿势排尿，如扶患者抬高上身。

3）按摩、热敷下腹部，以便解除肌肉紧张，促进排尿。

4）利用条件反射，诱导排尿，如听流水声或用温水冲洗会阴。

5）针灸治疗：针刺中极穴、曲骨穴、三阴交穴。

6）对于卧床患者，应训练其床上排尿，并给予一定的环境、心理支持。

（2）尿失禁：膀胱内尿液不能受意识控制而随时流出称为尿失禁。可分为：①真性尿失禁，尿道括约肌损伤或神经功能失常；②充盈性尿失禁，膀胱内积有大量尿液，当膀胱压力超过尿道阻力时出现；③压力性尿失禁，见于老年妇女，当咳嗽、喷嚏、提举重物等造成腹内压增加时出现。应根据病情不同，采取相应的护理措施。

1）主动安慰、关心患者，并提供帮助，消除患者羞涩、焦虑、自卑等情绪。

2）保持患者会阴部清洁干燥，做好皮肤护理。应用接尿装置，女患者可用女士尿壶紧贴外阴接取尿液，男患者可用阴茎套连接集尿袋，接取尿液，但此法不宜长期使用。

3）指导患者进行收缩和放松会阴部肌肉的锻炼，加强尿道括约肌的作用，恢复控制排尿功能。每 2～3h 送一次便器以训练有意识地排尿。

4）排尿时采取正确体位，指导患者自己用手轻按膀胱，并向尿道方向压迫，将尿液排空。对夜间尿频者，晚餐后可适当限制饮水量。

5）长期尿失禁患者，必要时可在医院留置导尿管。

（3）留置导尿管护理：因尿失禁而留置导尿管，需保持会阴部清洁干燥。保持引流通畅，避免导尿管受压、扭曲、阻塞；患者翻身及床上功能锻炼时妥善安置导尿管及集尿袋，以防导尿管脱出。保持尿道口清洁：女患者每天用消毒液棉球擦洗外阴和尿道口，男患者擦洗尿道口、龟头及包皮，每天 1～2 次。每天定时更换集尿袋，及时倾倒，并记录尿量。集尿袋位置低于耻骨联合，防止尿液反流。每周更换尿管一次，防止逆行感染和尿盐沉积阻塞管腔。鼓励患者多饮水，发现异常应及时报告医生。

2.排便的护理

（1）腹泻：虽然一天排便数次，如为有形便则不是腹泻。腹泻为水样便（含80%以上的水分），原因有肠内腐败物质异常发酵、感染、神经过敏等使肠蠕动亢进，水分再吸收下降。持续腹泻导致脱水、营养不良等。

腹泻的护理：如有腹泻应观察其排便次数、大便形状，了解是否服用过缓泻药、与饮食有无关系以及是否脱水等。应进易消化饮食，避免吃纤维多、易发酵、过冷或过热及刺激性的食品，腹部要保暖。便后用柔软的纸轻轻按压着擦，用温水清洗保持肛门周围的清洁。预防脱水，应给予茶水或碱性饮料，少量多次饮用。

（2）便秘：便秘是指 4d 未排便，或每天排便但量少且干硬，便后仍感到有残留便未排出。其发生除患者消化液分泌减少、胃肠运动减慢、消化功能降低等生理原因外还受心理因素影响，如抑郁、恐惧、高度紧张、情绪激动等会使大脑功能紊乱，对排泄失控。此外还受因病卧床、环境突然改变、场合不适宜排便、饮食及水分摄入不足、运动不足等影响。便秘可引起腹部不适、腹胀、食欲缺乏、头痛、影响睡眠、易疲劳，应及早采取对策。

便秘的护理：养成良好的排便习惯，如早餐后养成排便的习惯，有便意时不要控制不去排便，排便的体位最好是坐位，对卧床者如能坐起也应采取坐位。如有可能每天要散步、做操，进行腹肌训练，也可距脐周 3cm 处用手在腹部进行顺时针按摩。便秘严重时遵医嘱使用缓泻剂，如粪便干硬，阻塞直肠下部靠近肛门口处时，可在橡胶手套上涂上润滑剂，沿尾骨慢慢抠出。当肠内粪便排空后，2～3d 没有大便是正常的，排便后要观察患者病情及排泄状况。应有规律地进食适量的食物，养成良好的进食习惯。饮食有充足的水分（如汤类），多吃纤维丰富的食品。

（3）大便失禁：多因卧床状态导致腹内压无力，使大便滞留在直肠内不能完全排净，残留的大便溢出，每天几次不规律排便。应用尿布并经常更换，保持肛门周围清洁。

参考文献

[1]王英.临床常见疾病护理技术与应用[M].长春:吉林科学技术出版社,2019.

[2]王慧,梁亚琴.现代临床疾病护理学[M].青岛:中国海洋大学出版社,2019.

[3]杨辉,张文光.临床疾病系统化全责整体护理[M].北京:人民卫生出版社,2016.

[4]尹安春,史铁英.内科疾病临床护理路径[M].北京:人民卫生出版社,2014.

[5]伍淑文,廖培娇.外科常见疾病临床护理观察指引[M].北京:科学出版社,2017.

[6]杨辉.临床常见疾病并发症预防及护理要点[M].北京:人民卫生出版社,2015.

[7]陈娜,陆连生.内科疾病观察与护理技能[M].北京:中国医药科技出版社,2019.

[8]尤黎明,吴瑛.内科护理学[M].6版北京:人民卫生出版社,2017.

[9]安利杰.内科护理查房案例分析[M].北京:中国医药科技出版社,2019.

[10]吴欣娟.外科护理学[M].6版北京:人民卫生出版社,2017.

[11]谢萍.外科护理学[M].北京:科学出版社,2018.

[12]刘梦清,佘金文.外科护理[M].2版北京:科学出版社,2018

[13]陆静波,蔡恩丽.外科护理学[M].北京:中国中医药出版社,2016.

[14]王雪文.外科护理学[M].9版北京:中国中医药出版社,2012.

[15]梁桂仙,宫叶琴.外科护理学[M].北京:中国医药科技出版社,2016.